Lars Hayden

Natürlich heilen mit Kohl

Der gesunde Schlankmacher

Weltbild

Inhalt

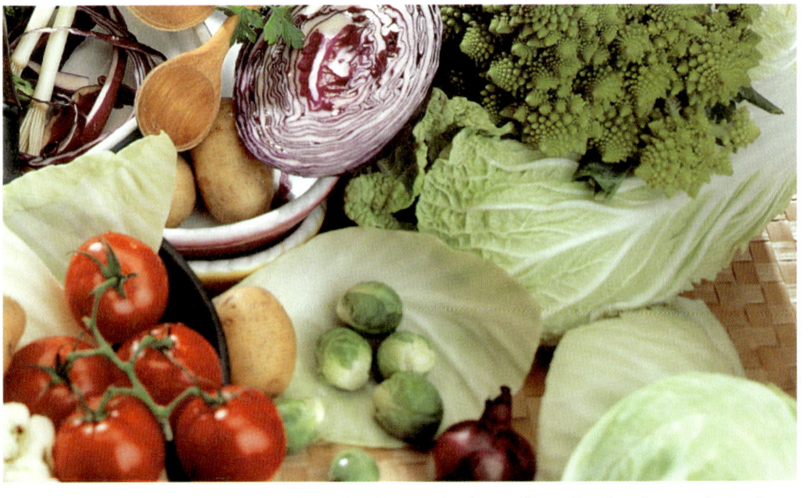

Vielfältig, wohlschmeckend und prall voll mit Inhaltsstoffen, die der Gesundheit dienen: Kohl ist ein altes Nahrungs- und Heilmittel, das heute neu entdeckt wird.

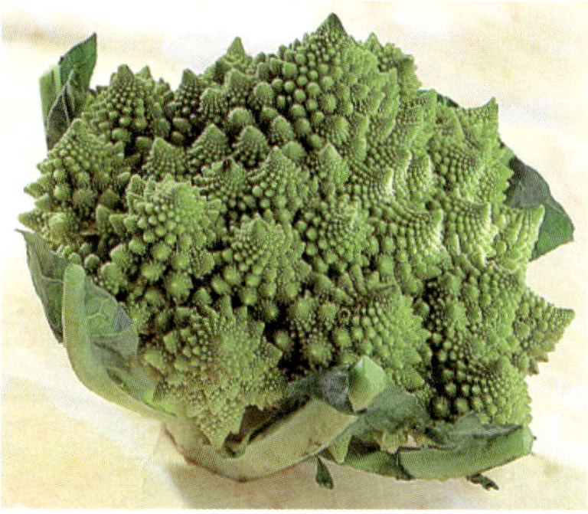

Der Romanesco ist eine besonders attraktive Neuzüchtung, ein Verwandter des Blumenkohls.

Vorwort

Schlechtes Image trotz großer Beliebtheit – so könnte man die Rolle, die Kohl bis vor wenigen Jahren in der Küche spielte, umschreiben. Zwar kann man sich in Norddeutschland einen Winter ohne Grünkohl ebenso wenig vorstellen wie eine Weihnachtsgans ohne Blaukraut im Süden. Zwar findet man in jedem Supermarkt rund ums Jahr köstlichen Rahmkohlrabi - aber in der neuen Küche kam Kohl lange Zeit gar nicht vor. Zu ungeschlacht war das Gemüse für die Meister der exquisiten Küche mit ihren kleinen Portionen.

Renaissance in der Küche

Doch jetzt dringen bestimmte Kohlsorten, wie vor allem Brokkoli, der sowohl internationales Flair als auch eine gewisse Eleganz in der Erscheinung mitbringt, in die feine Küche vor. Frische Wirsingblättchen geben Ravioli der neuen Art ein nussig-zartes Aroma, und der saftige Chinakohl ist längst nicht mehr nur in der chinesischen Küche zu Hause.
Ein Umdenken hat in der Küche stattgefunden und sorgt dafür, dass Kohl, einstmals das klassische »Arme-Leute-Essen«, eine glorreiche Rückkehr feiert.

Ein altes Heilmittel

Noch wichtiger aber ist, dass Kohl heute die große Bedeutung wieder erlangt, die er über Jahrtausende in der Heilkunde hatte. Denn Kohl, dessen überdurchschnittlich große Heilwirkung seit Jahrtausenden bekannt war und therapeutisch genutzt wurde, war während des Aufstiegs der Schulmedizin als Heilmittel in Vergessenheit geraten. Erst seitdem sich die Naturheilverfahren wieder etablieren konnten, erinnert man sich der zahlreichen Rezepte, die Kohl zur inneren und äußeren Anwendung empfehlen.
Dabei spielt bei der inneren Anwendung die regelmäßige Aufnahme von Kohlsaft und rohem Kraut eine bedeutende Rolle, weil in dieser Form tatsächlich die wertvollen Inhaltsstoffe in der gesamten Menge und mit voller Kraft zur Wirkung kommen können.
Dagegen wirken diese Inhaltsstoffe bei den äußeren Anwendungsformen direkt auf die von den Beschwerden betroffenen Körperregionen ein, wenn Pflanzenteile dort als Umschlag, Auflage, Wickel und Ölmassagen wirksam werden.

Gesund ernähren

Gezielt sollte Kohl zudem bei einer Reihe innerer Erkrankungen und Beschwerden als Bestandteil der Ernährung eingesetzt werden. So besitzt zum Beispiel Kohlrabi stark entwässernde Eigenschaften.
Nicht zuletzt hat man in jüngster Vergangenheit entdeckt, dass alle Kohlarten, so unterschiedlich sie in Form und Geschmack auch sein mögen,

eine gewisse Rolle als Vorbeugung gegen Krebs, vor allem gegen Darmkrebs, spielen können. Wie auch bei anderen Gemüsen aus der botanischen Familie der Kreuzblütler, zu denen auch Rettich und Radieschen gehören, ist ihre chemische Zusammensetzung ebenso wie ihre organische Beschaffenheit geeignet, den menschlichen Organismus gesund zu halten. Bei der Ernährung mit Kohl macht es natürlich die Menge des Gemüses aus, die im Laufe der Zeit gegessen wird. Somit werden dem Körper permanent die guten Wirkstoffe des Kohls zugeführt. All diese Aspekte zeigen wir Ihnen in diesem Buch mit dem Ziel auf, den Kohl »gesellschaftsfähig« zu machen. Wir wollen seine enormen Heilkräfte darstellen und auch auf seine wichtige Rolle als Bestandteil der internationalen Küche eingehen. Denn gesellschaftliche Tabus gegenüber der überaus vielfältigen Kohlfamilie sollten der Vergangenheit angehören. Kohl ist ein höchst wertvolles Gemüse, das als zuverlässiges Naturheilmittel ebenso wie als vielseitiges Grundnahrungsmittel alle Anerkennung verdient.

Anbau und Einkauf

Wir werden Ihnen auf den kommenden Seiten zunächst für jede der zehn wichtigsten Kohlarten einen Warenkunde-Steckbrief geben. Hier erfahren Sie von Anbau über Aussehen und Verwendung alles Wesentliche, was Sie über die einzelnen Kohlarten von Blumenkohl bis Rosenkohl wissen sollten. Praktische Tipps zu Einkauf, Lagerung und Haltbarkeit ergänzen dieses nützliche Küchenwissen. Zusätzlich finden alle, die sich für den biologischen Anbau im eigenen Garten interessieren, Hinweise zur Aussaat, zur Pflanzung und Pflege dieses urgesunden Gemüses.

Die Inhaltsstoffe

Dass Kohl gesund ist, lässt sich wissenschaftlich aufgrund der Analyse seiner Inhaltsstoffe beweisen. Im Kapitel »Gesunder Kohl« können Sie nachlesen, was Kohl außer Vitaminen, Mineralien und Spurenelementen noch alles zu bieten hat. Und sie erfahren, warum der regelmäßige kleine Sauerkraut-Snack mit das Beste ist, was Sie für Magen und Darm tun können.
Im Beschwerdenteil verweisen wir immer wieder auf die Standard-Zubereitungen, die man kennen muss, um Kohl innerlich und äußerlich als Heilmittel richtig anzuwenden. Im Kapitel »Heilende Wirkung« können Sie die Handhabung von Kohl als Auflagen und Wickel ebenso nachlesen wie die Herstellung von Saft, Öl und Gesichtsmasken.
Im Beschwerdeteil sagen wir Ihnen, wie Sie bei über 30 Alltagsbeschwerden und Erkrankungen mithilfe von bewährten Kohl-Anwendungen die Selbstheilungskräfte Ihres Körpers optimal unterstützen können.

Gesunder Genuss

Und zum Schluss erwarten Sie 15 ausgesuchte Rezepte, in denen Kohl mit Leichtigkeit beweist, dass er viel mehr ist als ein zu Unrecht verpöntes »Arme-Leute-Essen«.

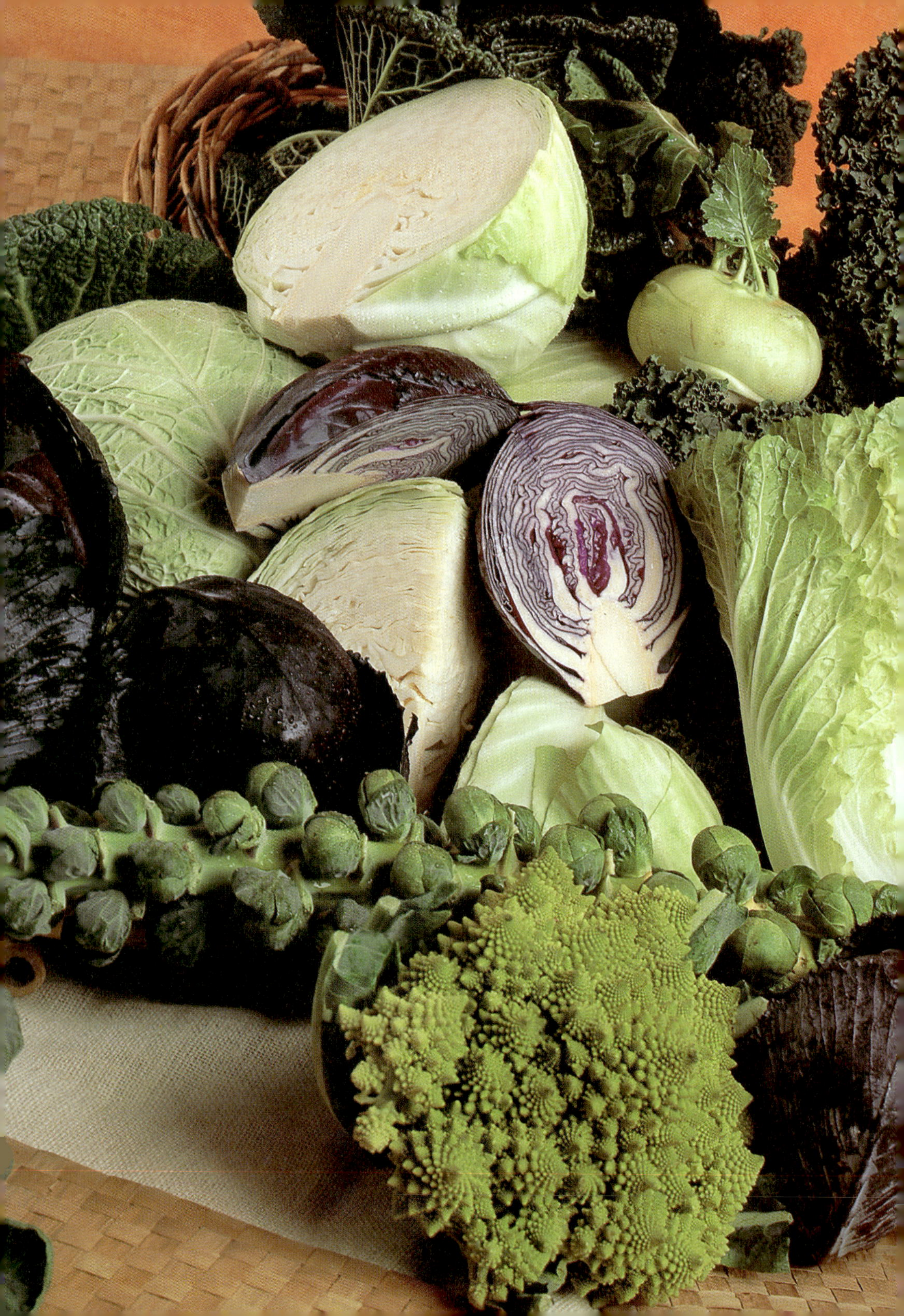

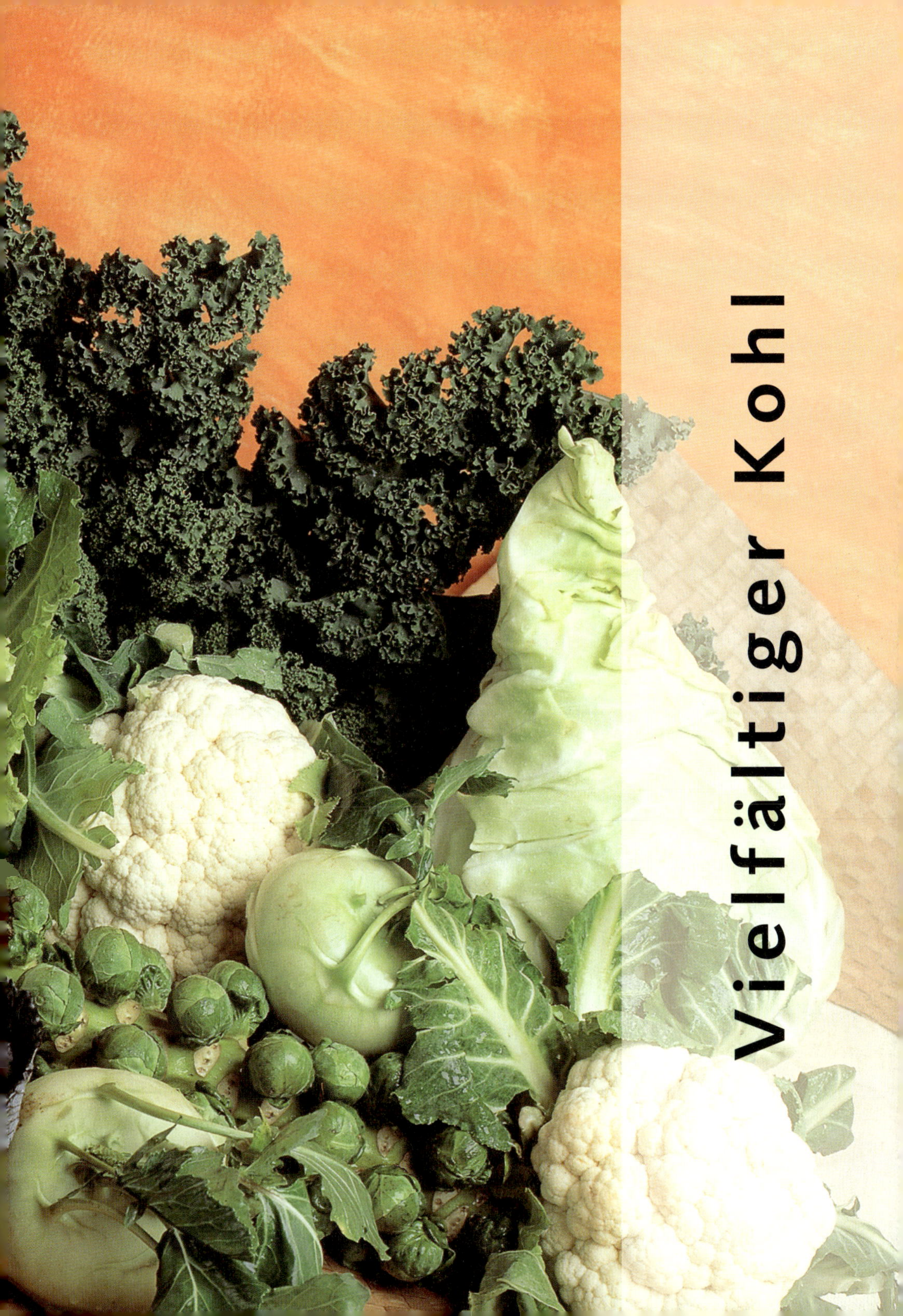

Vielfältiger Kohl

Eine Familie mit vielen Mitgliedern

Ursprünglich war Kohl eine Wildpflanze, deren sättigende Blätter schon in der Steinzeit auf der Speisekarte standen. Kohl, in den südlichen Gebieten Deutschlands übrigens meist »Kraut« genannt, gehört wie die Gemüsepflanzen Rettich, Radieschen und Rübchen zur großen Gattung der Kreuzblütler und wird heute weltweit in Ländern mit gemäßigtem Klima angebaut.

Zu den Kreuzblütlern gehören fast 3000 verschiedene Pflanzen. Eine bedeutende Nutzpflanze ist neben den Salat- und Kohlsorten auch der Raps.

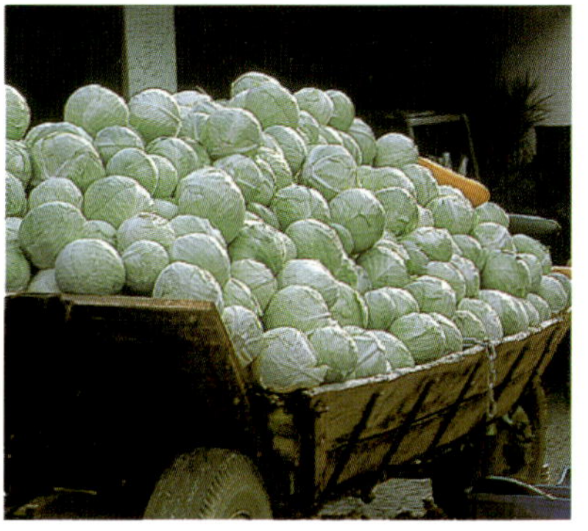

Kohl gehört zu den ältesten Nahrungsmitteln der Menschheit. Bei uns wird er aber erst seit dem Mittelalter angebaut.

Eine uralte Kulturpflanze

Ununterbrochen seit über 30.000 Jahren kommen Kohleintöpfe auf den Tisch. Schon aus Ur und Babylon sind Rezepte mit Kohl überliefert. Das wohlschmeckende und sättigende Gemüse, das mit ein wenig Fingerspitzengefühl in jedem gut gepflegten Küchengarten gedeiht, wurde in der griechischen Antike ebenso angebaut wie im alten Rom. Da Kohl wie kein zweites Gemüse Mineralstoffe und Spurenelemente speichert, dürften seine Heilkräfte schon früh bekannt gewesen sein. Schon in den Schriften des Hippokrates wird Kohl als Heilmittel bei verschiedenen Krankheiten genannt. Diese Schriften stammen aus dem 5. Jahrhundert vor Christus, und man kann daraus mit einiger Sicherheit schließen, dass damals ebenso wie im Römischen Reich, das im 6. Jahrhundert nach Christus zu Ende ging, immer nur eine einzige Art des Kohls bekannt war. Ob diese Pflanze immer noch der ursprünglichen Wildpflanze ähnlich war, lässt sich heute nicht mehr feststellen.In Deutschland war Kohl noch unbekannt, als er schon in der Antike rund ums Mittelmeer angebaut und mit Genuss verspeist wurde.

Erst im Mittelalter hielt der Kohl Einzug in die mitteleuropäischen Klostergärten, was die Ansicht widerlegt, Sauerkraut sei ein typisch deutsches Nahrungsmittel.

Kohl ist heute ein äußerst variantenreiches Gemüse, das nach seiner äußeren Form in zwei Gruppen eingeteilt wird.

Kopfkohl
Alle Vertreter dieser Kohlform erkennt man an einem rundlichen Kopf, der auf einem kurzen Stiel ruht. Der Kopf besteht aus zahlreichen, meist fest und dicht übereinander liegenden und sich gegenseitig einhüllenden Schichten großer und kräftiger Blätter, wobei diese in der Regel glatt sind. Der Weißkohl, der in großen Mengen zu Sauerkraut vergoren wird, ist die bei uns am meisten angebaute Kopfkohlart, dann folgt in der Beliebtheit der Rotkohl. Aber auch der als Salatpflanze sehr beliebte Chinakohl gehört zu dieser Art. Nur wenige dieser Kopfkohlsorten weisen eine krause, faltige Oberfläche auf – der berühmteste Vertreter ist der Wirsing. Zudem gibt es Kopfkohlsorten mit länglichen Köpfen, die Spitzkohl genannt werden. Die Weißkohlsorten haben grünlich-weiße Blätter, dagegen leuchten die Rotkohlsorten in rot- oder blauvioletten Farbtönen. Wegen dieser auffälligen Farbgebung wird der Rotkohl besonders im Süden Deutschlands auch Blaukraut genannt.

Blätterkohl
Der in unseren Gefilden bekannteste Vertreter der Blätterkohlarten ist der in den nördlichen Teilen Deutschlands beliebte Grünkohl mit seinen dunkelgrünen Blättern.
Lässt man bei der Ernte, die am besten nach dem ersten Frost erfolgen sollte, die Sprossen auf dem Feld stehen, so treiben daran im Frühjahr kleine Knospen aus, die man als so genannten Sprossenkohl (Rosenkohl) ernten kann.

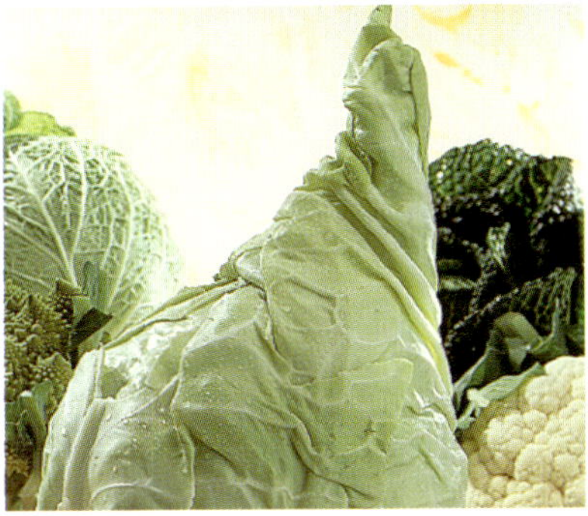

Spitzkohl, eine besonders geformte Weißkohlsorte, kann in allen Weißkohlrezepten verwendet werden.

Schönheit im Garten
So nützlich und hilfreich Kohlanwendungen sind und so lecker die alten klassischen und die neuen raffinierten und kalorienarmen Zubereitungen auch sein mögen: Man wird Kohl nicht gerecht, wenn man stets nur auf seine nützliche Seite sieht. Kohl ist eigentlich eine so genannte zweijährige Pflanze. Das heißt, dass er nach der Aussaat und dem Wachstum des ersten Jahres im zweiten Frühjahr und Sommer zu blühen beginnt.
Blühende Kohlpflanzen sind ungeheuer eindrucksvolle »Persönlichkeiten«. Sie entwickeln auf den dicken Knollen und prallen Köpfen, die wir normalerweise am Ende der Wachstumsperiode des ersten Jahres ernten, zarte und filigrane Blütenstände.
Von dieser urwüchsigen Schönheit gerade der Rotkohlsorten lassen sich immer häufiger kreative Gärtner inspirieren, die Kohl als Blickfang und Kontrapunkt in geeignete Blumenbeete pflanzen.

Weißkohl

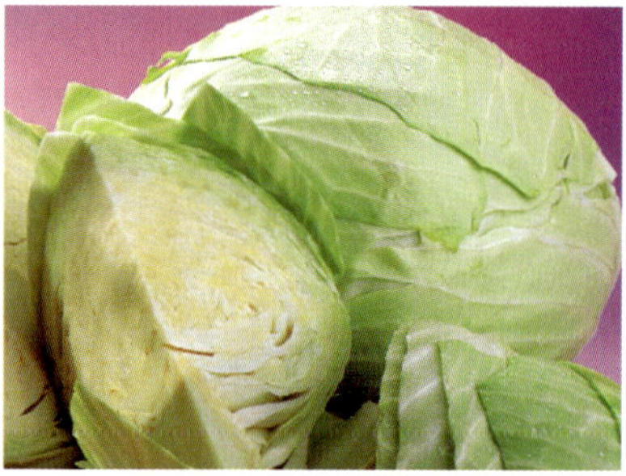

Anbau Weißkohl und Rotkohl (→ Seite 11) gehören zu den Gemüsearten, die das ganze Jahr über geerntet werden können. Bereits ab Juni ist der locker gefaltete Sommerweißkohl in den Läden, der etwa ab Mitte März ins Frühbeet gesät wird. Ab November erhält man dann den festeren, manchmal gelblich-weißen Winterkohl. Das größte geschlossene Anbaugebiet für Weißkohl ist das norddeutsche Dithmarschen.

Weißkohl und das aus ihm durch Milchsäurevergärung gewonnene Sauerkraut sind die wichtigsten Helfer.

Aussehen Weißkohlköpfe haben eine weißlich-grüne Farbe, und die glatten Blätter sind fest geschlossen. Ein Weißkohlkopf kann mehrere Kilogramm schwer werden.

Besonderheiten Die kräftigen äußeren Blätter stehen etwas ab und gelten als die Teile der Pflanze mit der größten Heilwirkung.

Verwendung Weit über 50 Prozent der deutschen Ernte werden zu Sauerkraut (→ Seite 19) verarbeitet, das größtenteils in Form von Konserven auf den Markt kommt.

Einkauf Erkennungsmerkmal eines gesunden Kohlkopfs ist sein frischer Glanz. Kaufen Sie keinen Kopf, dessen Blätter braun, beschädigt oder welk sind.

Lagerung Die im Spätherbst geernteten Weißkohlsorten können bei 0° C bis zu acht Monaten gelagert werden. Frühe Sorten sind bei 0° C nur etwa einen Monat haltbar. Eingefroren hält sich Weißkohl bis zu zehn Monaten, allerdings sollte er vorher in Streifen geschnitten und zwei Minuten blanchiert werden.

So hilft Weißkohl Weißkohl ist gekocht als Beilage zu Braten ein gesundes und sättigendes Gemüse. Besonders wertvoll aber ist er roh oder blanchiert in Salaten, denn so bleiben die Inhaltsstoffe am besten erhalten. Weißkohl sollte als wichtiger Ernährungsbaustein bei Gallen- und Herzbeschwerden und bei allen leichten, vegetarischen Nahrungsformen eingesetzt werden. Der aus ihm gewonnene Kohlsaft hat eine therapeutische Wirkung bei fast allen inneren Erkrankungen. Man trinkt ihn schluckweise auch zur allgemeinen Stärkung und Entschlackung des Körpers. Da seine Blätter groß genug sind und »ziehende« Wirkung haben, wird er in der Erfahrungsheilkunde für Auflagen und Wickel verwendet. So können die Wirkstoffe des Weißkohls direkt über die Haut aufgenommen werden.

Rotkohl

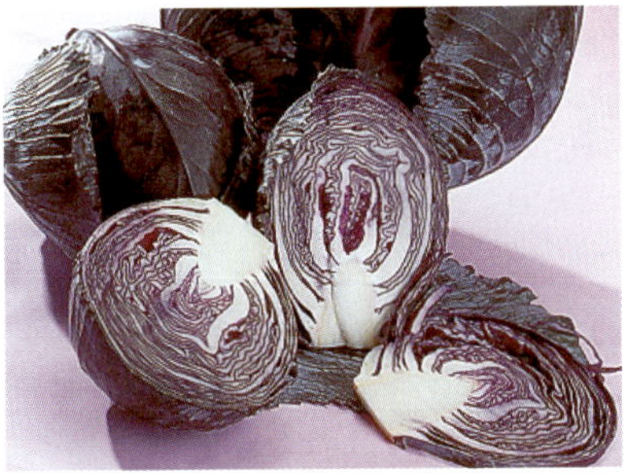

Anbau Bei uns gilt Rotkohl als typisches und feines Wintergemüse, das herrlich zu gebratenem Geflügel, deftigen Rinderrouladen und feinen Braten passt. Obwohl die Nachfrage in den vergangenen Jahren zurückging und die Anbaufläche um fast ein Viertel reduziert wurde, ist Deutschland noch immer das größte Anbauland für Rotkohl.

Aussehen Ein Kopf Rotkohl ist kleiner als der seines weißen Bruders, und die glatten blau-violetten Blätter sind sehr fest gewickelt.

Besonderheiten Auch der Rotkohl weist außen abstehende, große Blätter auf, die die meisten Wirkstoffe beinhalten.

Verwendung Nur etwa 20 Prozent der gesamten deutschen Kohlernte entfallen auf Rotkohl, obwohl er zu vielen Gerichten wie Enten- oder Gänsebraten oder zu Rouladen herrlich schmeckt. Rotkohl besitzt darüber hinaus wertvollere Heilkräfte als Weißkohl (→ Seite 10).

Einkauf Wie auch beim Weißkohl erkennt man einen gesunden Rotkohlkopf an seinem natürlichen Glanz und an den geschlossenen, unbeschädigten Blättern. Für Rohkost eignet sich am besten zarter, frischer Frührotkohl. Der Winterrotkohl ist dagegen das klassische Lagergemüse und bis März erhältlich. Die handelsübliche Dosenware ist meist schon vorgewürzt, um den Geschmack zu verbessern und um den Kohl besser haltbar zu machen.

Rotkohl ist reich an den Vitaminen C, E und B6.

Lagerung Ein frischer Rotkohlkopf kann im Kühlschrank etwa acht Tage aufbewahrt werden. Wird er jedoch angeschnitten aufbewahrt, verfärbt er sich an den Schnittstellen schnell braun und hält gekühlt höchstens noch drei Tage. Wenn er tiefgekühlt wird, sollte man ihn zuvor drei Minuten lang in Essigwasser blanchieren, dem man einen kräftiger Schuss Rotwein zusetzen kann. So hält der Kohl in der Tiefkühltruhe bis zu zehn Monaten.

So hilft Rotkohl Rotkohl ist in erster Linie eines unserer wichtigsten frischen Wintergemüse. Sein hoher Anteil an Vitamin C nützt uns vor allem in der Grippezeit. Denn der Vitamin-C-Bedarf des Körpers ist während einer Erkältung um das 200- fache erhöht. Rotkohlsaft ist eine interessante geschmackliche Variante bei allen Saftkuren, die vor allem im Frühjahr helfen, den Körper intensiv zu entschlacken.

Wirsing

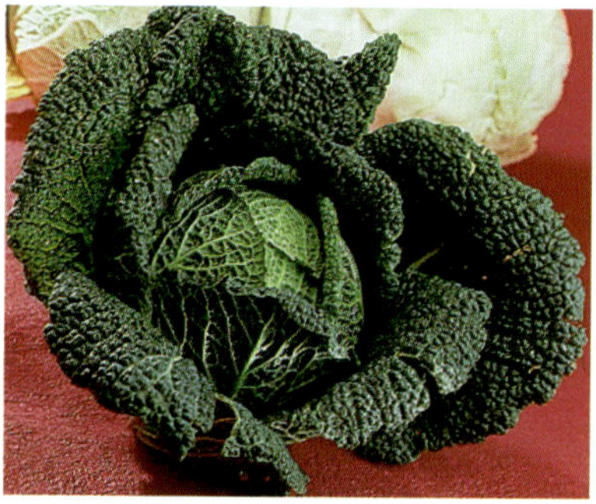

Anbau Nach Weiß- und Rotkohl ist Wirsing der beliebteste Kohl. Er wird in Deutschland in so großen Mengen angebaut, dass man ihn fast das ganze Jahr über aus heimischer Produktion kaufen kann.

Wirsing ist ein Top-Lieferant für das Vitamin E und die Folsäure.

Aussehen Der Wirsingkohl bildet einen verhältnismäßig großen Kopf und hat dunkelgrüne Blätter, die recht locker gewickelt sind. Ihre Oberfläche ist runzelig, und die Blätter sind stark gewellt.

Besonderheiten Wirsing entfaltet seine Heilwirkung am besten, wenn man ihn roh verzehrt. Dass er in dieser Form zudem besonders gut schmeckt, wissen Kenner seit langem zu schätzen.

Verwendung Während der Wirsing beispielsweise in Italien, wo er vermutlich seinen Ursprung hat, noch heute zu den bevorzugt angebauten Kohlarten gehört, steht er in Deutschland nur an dritter Stelle der Beliebtheit. Der so genannte Adventswirsing ist die einzige Kohlsorte, die selbst kräftigen Frost schadlos übersteht, sodass sie auch in unseren Breiten als Wintergemüse angebaut werden kann. Auch wenn Wirsing in vielen Regionen ähnlich wie Spinat zubereitet wird, kann er in allen betreffenden Rezepten wie Weißkohl eingesetzt werden.

Einkauf Auch bei Wirsing gilt: Die frühen Sorten, die bereits ab Juni frisch geerntet werden, sind milder im Geschmack und zarter in der Farbe als der Winterwirsing. In der jüngsten Zeit hat die neue deutsche Küche den Wirsing entdeckt. So kann man nun die zarten Blätter des Kohlherzens als Ravioli und Kohlrouladen der leichten Art genießen.

So hilft Wirsing Wie Weißkohl wird Wirsing bei vielen Beschwerden als Heilmittel angewendet. Eine Ernährung mit viel Wirsing tut bei fast allen inneren Erkrankungen gut. Zudem sind seine Blätter so groß und fest, dass sie als Auflagen bei bestimmten äußeren Verletzungen direkt auf das betroffene Körperteil aufgelegt werden können. Packungen und Wickel mit Wirsingblättern wirken entgiftend. Sie werden zum Beispiel bei Leber- und Gallenbeschwerden direkt auf den Oberbauch geschichtet und möglichst häufig gewechselt, damit die Wirkstoffe gut in den Organismus gelangen können. Die Wärme der frischen Wickel »öffnet« die Haut und macht sie aufnahmebereiter.

Blumenkohl

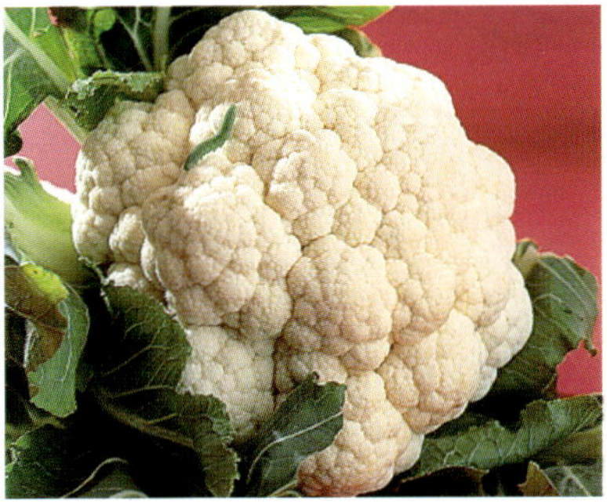

Anbau Der delikate Blumenkohl stammt ursprünglich aus dem Orient. Er ist zum Beispiel aus der indischen und chinesischen Küche nicht wegzudenken. In Deutschland wird Blumenkohl angebaut, doch über die Hälfte der hierzulande verzehrten Köpfe kommt aus Italien, Frankreich und den Niederlanden.

Aussehen Die Blumenkohlpflanze unterscheidet sich von den anderen Kohlarten erheblich: Nicht die Blätter sind das Wichtigste am Blumenkohl, sondern die große weiße Blüte. Um die Blüte vor einer Verfärbung zu schützen, muss sie noch im Beet abgedeckt werden. Dies hat aber rein optische Gründe, und in der letzten Zeit kommt gelb, grün oder violett gefärbter Blumenkohl in die Läden, der übrigens genauso gut schmeckt wie das weiße »Original«.

Verwendung Blumenkohl ist eine der beliebtesten Kohlarten, und er findet ganz zu Recht auch in der Gourmetküche Anwendung.

Einkauf Achten Sie auf ein kompaktes Erscheinungsbild, auf geschlossene, feste Röschen ohne braune Stellen und auf frische Blätter.

Lagerung Blumenkohl sollte nach dem Kauf möglichst sofort verwendet werden, denn die Lagerfähigkeit ist sehr beschränkt. Höchstens drei Tage sollte das Gemüse im Kühlschrank aufbewahrt werden. Dagegen ist er in der Gefriertruhe gut aufgehoben: Teilt man ihn in Röschen und blanchiert ihn unter Zugabe von etwas Zitronensäure zwei Minuten lang, kann er bis zu zehn Monate haltbar gemacht werden.

So hilft Blumenkohl Kein anderer Kohl ist so leicht verdaulich wie der Blumenkohl. Er sollte bei allen Beschwerden, bei denen eine kohlreiche Ernährung angezeigt ist, wie bei Arteriosklerose, Neigung zu Herzproblemen, Gallen- und Leberbeschwerden, häufig blanchiert in Salaten oder gekocht auf den Tisch kommen. Blumenkohl hat außerdem einen speziellen therapeutischen Nutzen bei allen Beschwerden und leichteren Erkrankungen im Darmbereich. Er unterstützt die Entwicklung der natürlichen Darmflora und »verjagt« körperfremde Bakterien. Erwiesen ist sein Nutzen bei allen Erkrankungen des rheumatischen Formenkreises. Wie Kohlrabi mindert er, fein gerieben und auf die wunden Stellen aufgetragen, Zahnfleischentzündungen.

Blumenkohl ist besonders reich an Kalium und gut gegen rheumatische Beschwerden.

Brokkoli

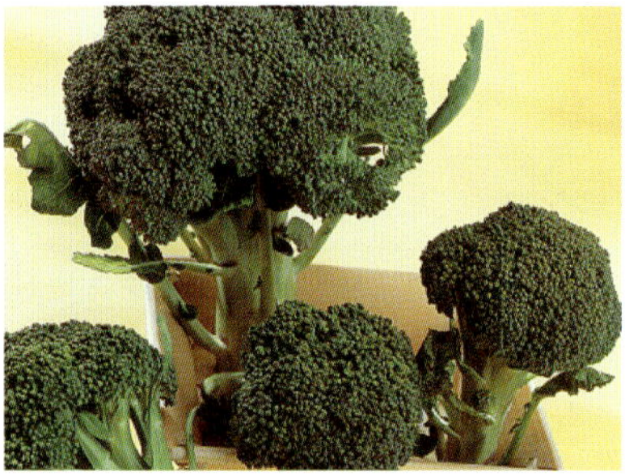

Anbau In Italien, seinem Herkunftsland, erfreuen sich die aparten Kohlröschen großer Beliebtheit. Doch auch in Frankreich hat man seinen milden Geschmack entdeckt und liebt ihn in der Quiche. Unter südlicher Sonne wächst Brokkoli mittlerweile das ganze Jahr über. Bei uns wird er von August bis Oktober erntefrisch angeboten.

Brokkoli hat besonders hohe Anteile an Vitamin C und Provitamin A sowie Eisen und Kalium.

Aussehen Brokkoli wurde aus dem Blumenkohl gezüchtet, weist aber kaum mehr Ähnlichkeiten mit ihm auf. Auf saftigen Blütenästen befinden sich die dichten Blütenstände, die mit grünen Knospen reichlich bedeckt sind. In den mediterranen Anbauländern findet man zuweilen auch schon Brokkoli mit weißen oder violetten Blättern.

Besonderheiten Im normalen Handel fehlen die Blätter mit ihren spargelähnlichen Stielen, denn sie werden bei uns – ganz im Gegensatz zu den italienischen Gebräuchen – in der Küche nicht verwendet. Legen Sie Wert auf diese Bestandteile der Pflanze, sollten Sie das Gemüse vom Erzeuger direkt beziehen.

Verwendung Brokkoli wird gekocht und gern als Beilage verwendet. Besonders aromatisch schmeckt gekochter Brokkoli, wenn er in Brühe gegart wurde. Gibt man vor dem Servieren Butter über die Röschen oder bereitet ihn mit einer leichten Sahnesauce zu, so ist der Geschmack harmonisch abgerundet.

Einkauf Frischer Brokkoli ist von intensiv dunkelgrüner Farbe und fühlt sich fest und knackig an. Welker Brokkoli wirkt matt und hat auf mattgrünen Köpfchen gelbe Stellen.

Lagerung Brokkoli ist zur längeren Lagerung ungeeignet, und auch im Kühlschrank sollte er nicht länger als einen Tag aufbewahrt werden. Eingefroren hält er sich dagegen bis zu zwölf Monaten, nachdem er geputzt und drei Minuten lang blanchiert wurde.

So hilft Brokkoli Aufgrund seiner hohen natürlichen Kaliumwerte wirkt Brokkoli entwässernd. Er hilft, Jodmangel auszugleichen, die Blutdruckwerte zu senken und unterstützt durch seinen Vitamin-C-Gehalt den Körper bei grippalen Infekten. Außerdem kann er unter Umständen Heuschnupfen lindern. Wie allen anderen Kohlarten auch sagt man ihm eine vorbeugende Wirkung gegen Krebserkrankungen nach.

Chinakohl

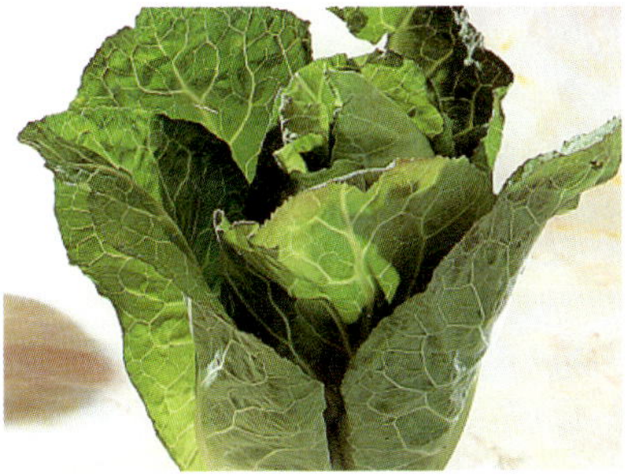

Anbau Dieser Kohl wird schon seit Jahrtausenden in China angebaut. In Deutschland wird er bis Mitte August ausgesät. Ab Mitte September bis Anfang November wird die neue Ernte angeboten. Im Küchengarten kann man die Pflanzen sogar noch einige Wochen länger stehen lassen. Sie müssen erst geerntet werden, wenn die Temperatur nachts unter –5° C absinkt. In Deutschland wird Chinakohl in den letzten Jahren verstärkt nachgefragt und angeboten.

Aussehen Man vermutet, dass Chinakohl aus einer Kreuzung zwischen chinesischem Senfkohl (Pak-Choi) und der Speiserübe entstand. Chinakohl weist einen länglichen Kopf auf, der aus fest gewickelten, weißgelben bis grünlichen Blättern besteht, die sehr saftig sind.

Besonderheiten Nur sein Aussehen weist darauf hin, dass er ein Sprössling der Kohlfamilie ist, denn sein Geschmack ist im Verhältnis zu den übrigen Kohlarten ungewöhnlich zart, frisch und sanft.

Verwendung Der Chinakohl als alte chinesische Kulturpflanze ist in Mitteleuropa erst seit einigen Jahrzehnten bekannt, wurde inzwischen aber zu einer sehr beliebten Salatzutat. Die gesamte, meist recht schwere Pflanze, kann zu Salat verarbeitet werden. Auch in Pfannengerichten macht sich Chinakohl gut. Er ist im Handumdrehen gar und gibt den Gerichten eine saftig-knackige Note.

Einkauf Frischer, saftiger Chinakohl ist bis in die Spitzen fest und vital. Lassen Sie Chinakohl, dessen Blätter an den Rändern braun werden, im Regal liegen.

Lagerung Gibt man frischen Chinakohl in einen Folienbeutel, der ihn vor dem Austrocknen schützt, hält er sich in kühlen Kellerräumen oder im Kühlschrank mehrere Wochen lang. Wird er bei 0° C eingelagert, kann er bis zu drei Monaten aufbewahrt werden – allerdings sollte die Luftfeuchtigkeit nicht hoch sein. Einfrieren kann man Chinakohl nicht.

So hilft Chinakohl Da Chinakohl vermutlich aus einer Kreuzung zwischen Pak-Choi (chinesischer Senfkohl, der auch bei uns wächst) und der Speiserübe entstanden ist, ist er besonders leicht verdaulich. Außerdem verursacht er als einziges Kohlgemüse keine Blähungen. Er ist daher für alle gut geeignet, die auf eine kohlreiche Ernährung achten sollen, aber dem typischen Geschmack der anderen Kohlgemüse nicht zugeneigt sind.

Grünkohl

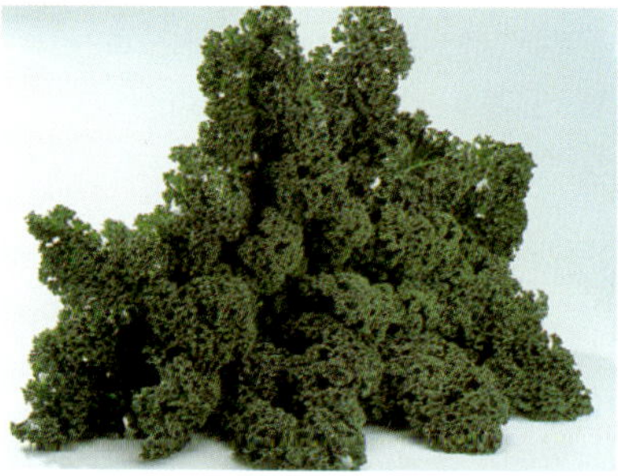

Anbau Grünkohl gedeiht wie Wirsing am besten in kühlem, feuchtem Klima. Kein Wunder also, dass er vor allem in Skandinavien, Großbritannien, den Niederlanden und in den deutschen Küstengebieten der Nord- und Ostsee angebaut wird. Er ist die anspruchsloseste Kohlart und gedeiht selbst noch im Halbschatten.

Grünkohl enthält hohe Anteile an Provitamin A, Vitamin C, Eisen und Jod.

Aussehen Die welligen Blätter erinnern etwas an Spinat.

Besonderheiten Lässt man bei der Ernte, die am besten nach dem ersten Frost erfolgen sollte, die Sprossen stehen, so treiben daran im Frühjahr kleine Knospen aus, die man als so genannten Sprossen- oder Rosenkohl (→ Seite 18) ernten kann.

Verwendung Grünkohl ist ein frostfestes Wintergemüse, das in den gemäßigten Klimaregionen in der kalten Jahreszeit durchaus auf dem Feld stehen bleiben kann. Er soll sogar etwas Frost bekommen, weil er erst dann seinen typischen Geschmack annimmt. Durch den Frost wird ein Teil der Stärke in Zucker umgebaut, und den schmeckt man.

Einkauf Frischer Grünkohl hat kräftige grüne Blätter. Vor allem in Süddeutschland wird Grünkohl eher tiefgefroren als erntefrisch angeboten. Da sich Grünkohl aber sehr gut tiefgefroren lagern lässt, können Sie auch diese Ware bedenkenlos kaufen. Achten Sie aufs Datum!

Haltbarkeit Wenn Grünkohl geerntet wurde, verdirbt er schnell. In der Tiefkühltruhe hält er sich bis zu zehn Monaten, wenn er im garfertigen Zustand zwei Minuten lang blanchiert wurde.

So hilft Grünkohl Grünkohl ist aufgrund seiner Nährwerte ein wichtiger Nahrungsbestandteil im Winter. Sein Gehalt an natürlichem Vitamin C unterstützt den Körper dabei, sich in der kalten Jahreszeit gegen Erkältungskrankheiten zu schützen. Grünkohlsaft ist ein hervorragender Appetitanreger. Auflagen aus Grünkohlblättern lindern Schmerzen bei Arthritis, entgiften die Leber und wirken beruhigend auf das Herz. Grünkohl-Gerichte harmonisieren Verdauung und Darmflora und sind für Diabetiker gut geeignet. Äußerlich als Saft angewendet, lindert er Beschwerden bei Herpes und Nesselsucht. Als Nackenwickel hat sich Grünkohl besonders bei Kopfschmerzen bewährt.

Kohlrabi

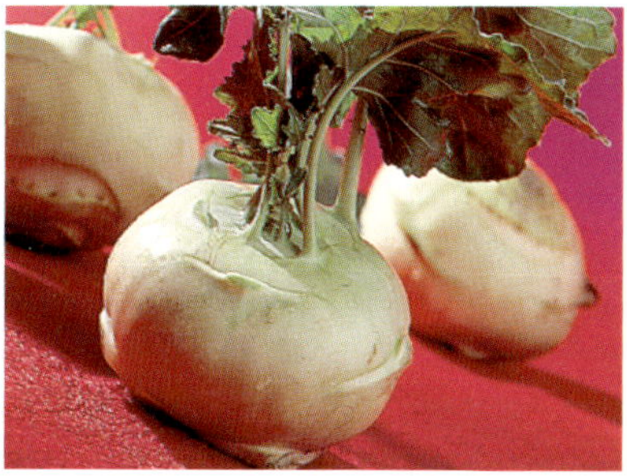

Anbau Im europäischen Vergleich wird nirgends so viel Kohlrabi angebaut wie in Deutschland. Er gehört im Frühjahr zu den ersten Gemüsearten, die man nach dem langen Winter neu einkaufen und zubereiten kann. Bis Ende Oktober wird Kohlrabi erntefrisch angeboten.

Aussehen Die Knolle hat in der Regel einen Durchmesser von knapp zehn Zentimetern und ist weiß-grünlich oder blau-violett, wobei die helle Sorte milder schmeckt.

Besonderheiten In der Küche werden die Blätter der oberirdischen Knolle achtlos entfernt. Doch diese Blätter werden wegen der enthaltenen Wirkstoffe in der Naturheilkunde besonders geschätzt.

Verwendung Kohlrabi wird im deutschsprachigen Raum mindestens seit dem Mittelalter angebaut, war aber schon bei den Römern als »Caulorapa« bekannt. Er ist als Rahmkohlrabi eine sanft-würzige Beilage zu feinen Braten.

Einkauf Im Fall des Kohlrabi gilt: Weniger ist mehr. Denn je größer die Knolle ist, desto höher ist die Gefahr, dass sie verholzt ist. Das aber verdirbt den wunderbar zarten, milden und ungewöhnlich nussigen Geschmack dieses Kohlgemüses. Achten Sie deshalb beim Einkauf darauf, dass der Kohlrabi nicht größer als etwa 8 cm ist. Wichtig ist auch, dass außen die grüne Schale zart ist und keine verholzten Stellen aufweist.

Haltbarkeit Länger als drei Tage sollte Kohlrabi nicht im Kühlschrank gelagert werden, weil die Knollen schnell holzig werden. Schneidet man die Knollen in Scheiben und blanchiert sie drei Minuten lang, kann man sie bis zu neun Monaten in der Tiefkühltruhe aufbewahren. Auch die Blätter können eingefroren werden, nachdem sie nicht länger als eine Minute blanchiert wurden.

So hilft Kohlrabi Bei Arteriosklerose wird generell eine Ernährungsumstellung auf fettarme Lebensmittel empfohlen. Kohlrabi, der roh ebenso gut wie gekocht schmeckt, sollte besonders häufig gegessen werden. Auch bei Gallenbeschwerden kann Kohlrabi häufig auf dem Speiseplan stehen. In Langzeituntersuchungen wurde festgestellt, dass die Ernährung Auswirkungen auf die Entstehung von Krebskrankheiten haben kann. Schließlich lindert Kohlrabi, fein gerieben und auf die wunden Stellen aufgetragen, Zahnfleischentzündungen.

Rosenkohl

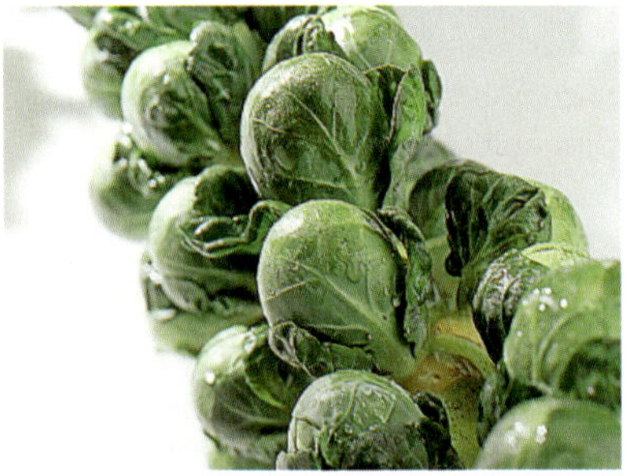

Anbau Rosenkohl, auch Sprossenkohl oder Brüsseler Kohl genannt, wird vor allem in den küstennahen Gebieten des Atlantiks angebaut. Wie sein »Vater«, der Grünkohl, ist er frostbeständig – selbst Temperaturen von –12° C machen ihm nichts aus. Im Gegenteil: Der Frost erhöht den Zuckeranteil in den kleinen Röschen und verhilft ihnen zu ihrem typischen Geschmack.

Aussehen Beim Rosenkohl handelt es sich um Triebknospen des Grünkohls, dessen abgeerntete Stängel man über den Winter hinweg stehen ließ. Sie bilden sich im Frühjahr in den oberen Blattachseln entlang des Stängels der bis zu einem Meter hohen Pflanze.
Diese Röschen erreichen einen Durchmesser von bis zu drei Zentimetern und sehen wie ein Miniatur-Kopfkohl aus.

Besonderheiten Der Rosenkohl wurde Anfang des 19. Jahrhunderts in der Nähe von Brüssel »erfunden« – es handelt sich also um eine relativ junge Züchtung. Ob es sich tatsächlich um eine zufällige »Entdeckung« handelte, weil die Stängel des Grünkohls nach der Ernte einmal nicht vom Feld entfernt wurden, mag dahingestellt bleiben.

Verwendung Die Beliebtheit des Rosenkohls in Deutschland sinkt leider ständig, was an der fortwährend abnehmenden Anbaumenge deutlich wird.

Einkauf Nur frische, zarte und knackig wirkende Röschen schmecken unvergleichlich aromatisch. Wirkt Rosenkohl schlapp und welk, sollten Sie ihn nicht mit nach Hause nehmen. Er hat sich dann schon im Geschmack verändert. Da hilft es auch nicht, ihn großzügig zu putzen und fast alle äußeren Blätter zu entfernen: Die Röschen bleiben bitter bis ins »Herz«.

Haltbarkeit Rosenkohl kann bei leichten Minustemperaturen bis zu zehn Wochen gelagert werden, wenn man den Strunk vollkommen an der Pflanze belässt. Im Gemüsefach hält er sich bis zu drei Tagen; wenn er drei Minuten lang blanchiert wurde, kann man ihn bis zu 12 Monate einfrieren.

So hilft Rosenkohl Rosenkohl gibt es erntefrisch von September bis Februar. Nutzen Sie die Zeit, um ihn vor allem bei den folgenden Beschwerden so häufig wie möglich auf den Tisch zu bringen: Immunschwäche und grippale Infekte und Verstopfung.

Sauerkraut

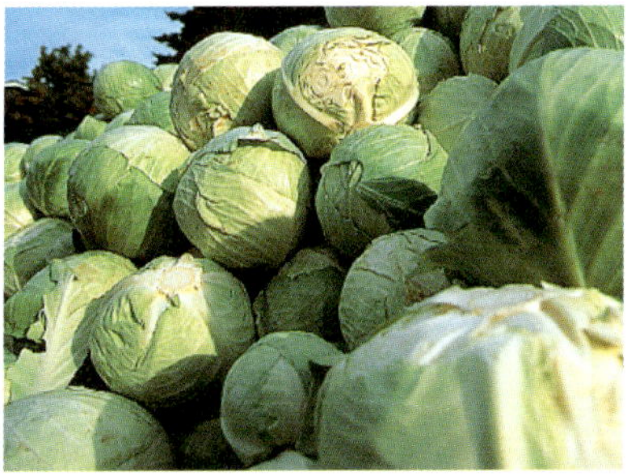

Anbau Sauerkraut ist keine eigene Kohlart wie Kohlrabi oder Chinakohl. Es ist vielmehr eine bestimmte Zubereitungsart des Weißkohls, für die mehr als die Hälfte der deutschen Weißkohlernte verwendet wird.

Aussehen Frisches Sauerkraut ist knackig-frisch. Es riecht und schmeckt angenehm säuerlich und wirkt nicht matschig.

Besonderheiten Die Herstellungstechnik, deren Prinzip in China während des Baus der Großen Mauer entdeckt wurde (3. Jahrhundert vor Christus), können Sie detailliert auf Seite 32/33 nachlesen.

Verwendung Wer den ganzen Geschmack und die vollen Inhaltsstoffe genießen möchte, sollte Sauerkraut roh essen. Gekocht ist es ein »Klassiker« und saftig-saure Beilage zu allen deftigen Speisen. Wenn Sie sich und Ihren Lieben eine Freude machen wollen, kochen Sie das Kraut vor (→ Seite 76), und wärmen Sie es vor dem Servieren noch einmal auf.

Einkauf und Lagerung
Eine Delikatesse ist Sauerkraut, das man auf dem (Bio-) Markt frisch aus dem Fass bekommen kann. Achten Sie bei eingemachtem, sterilisiertem Sauerkraut, das in Dosen, Gläsern oder Folienbeuteln angeboten wird, aufs Verfallsdatum

So hilft Sauerkraut Zu Recht gilt Sauerkraut als »Darmbesen«, wenn man zu viel davon isst. In geringen Mengen kann es seine schonende Heilwirkung auf den gesamten Magen-Darm-Trakt in bester Weise entfalten. So soll es vorbeugend gegen Krebserkrankungen wirken, ist ein ganz besonders guter Appetitanreger und kann bei allen Magen- und Darmerkrankungen
schnelle Linderung bringen.
Besonders angezeigt ist seine Wirkung bei Verstopfung.
Sauerkrautsaft hat eine deutlich entschlackende Wirkung, und man sollte im Frühjahr am besten eine Kur mit Sauerkraftsaft machen. Der Saft reinigt auch das Blut und kann bei Bluthochdruck ebenso eingesetzt werden wie bei Durchblutungsstörungen. Innere Erkrankungen wie Fettstoffwechselstörungen, Gicht und rheumatische Erkrankungen sprechen oft gut auf Sauerkrautsaft an. Er stärkt und vitalisiert den Körper und sollte bei Schwächen des Immunsystems genommen werden.
Eine entscheidende Rolle spielt Sauerkraft bei Übergewicht und wenn man abnehmen will.
100 Gramm Sauerkraut hat nur 18 Kalorien und ist ein idealer Snack für zwischendurch.

Superfrisch und urgesund – Kohl aus dem eigenen Garten

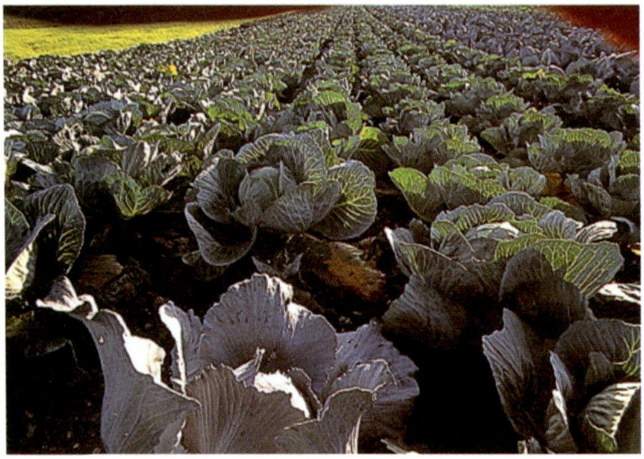

In jedem gut gepflegten Garten kann Kohl angebaut werden, wenn genügend Platz zur Verfügung steht.

Ungespritzt und genau zum richtigen Zeitpunkt geerntet – so knackfrisch und voller Nährstoffe kommt Kohl nur auf den Tisch, wenn Sie ihn im eigenen Garten angepflanzt und gepflegt haben. Wenn Sie bisher noch wenig Erfahrung mit dem Anbau von Kohl im Küchengarten hatten, sollen Ihnen die folgenden Informationen Mut machen, den ersten Schritt für einen Anbau im eigenen Küchenbeet zu wagen. Doch auch erfahrene Hobbygärtner finden hier noch interessante Anregungen.

Grundwissen Kohlanbau

Die meisten Kohlarten sind stark »wasserzügige Starkzehrer«. Das heißt, sie entnehmen während der Wachstumsperiode dem Boden besonders viele der vorhandenen Nährstoffe. Deshalb ist es wichtig, den Boden ein Jahr lang gut vorzubereiten und ihm nach dem »Kohljahr« zwei Jahre Zeit zur Erholung zu geben.

Böden

Alle Kohlarten stellen mittlere bis hohe Ansprüche an den Boden.

Sehr nährstoffreichen Boden brauchen Rot- und Weiß- und Spitzkohl.

Nährstoffreicher und kalkhaltiger Boden ist gut für Brokkoli, Kohlrabi, Blumenkohl, Grünkohl.

Nähstoffreich braucht es der Wirsing.

Nährstoffreicher, kalkhaltiger und humoser Boden ist gut für Rosenkohl.

Leichter, humoser Boden ist ideal für Kohlrabi.

Beispiel für eine Fruchtfolge

Im ersten Jahr Bauen Sie im ersten Jahr Frühkartoffeln, dann Zuckerhut und Endivie an, und beenden Sie das Jahr mit einer guten Gründüngung.

Im zweiten Jahr Dann können Sie im nächsten Jahr selbst so anspruchsvolle Kohlarten wie Rotkohl, Weißkohl, Blumenkohl und zum Schluss Grünkohl anbauen.

Im dritten Jahr Nun kommen Wurzelgemüse ins Beet (Möhren, Rote Bete etc.), Zwiebeln und einjährige Kräuter.

Im vierten Jahr Jetzt ist Zeit für Erbsen und Bohnen (nicht direkt nebeneinander pflanzen!).
Im fünften Jahr beginnt der Fruchtwechsel im Beet wieder von vorne.

Aussaat und Anzucht

Wer Geduld hat und bis April warten kann, der kann Kohl gleich ins Freiland säen. Alle anderen können Ihre Kohlpflänzchen schon ab Februar in Saatschalen auf dem Fensterbrett vorziehen. Wenn die Pflänzchen so groß sind, dass sie an einem Stängel zwei deutliche Blätter ausgebildet haben, kann man sie trennen und in einzelne Töpfe setzen (pikieren). Dabei einen Abstand von 7 x 7 Zentimetern einhalten. Ab April kommt der Kohl dann ins Küchenbeet.
Die Erde muss vor dem Auspflanzen nicht besonders tief umgegraben werden. Die Kohlpflanzen werden groß und schwer und haben gern guten Halt im Boden.

Kohl von A bis Z richtig pflegen

Einen Auszug aus den wichtigsten Pflegetipps für jede einzelne Kohlart finden Sie im Folgenden.

Blumenkohl Blumenkohl braucht gute Pflege. Er fühlt sich in mittelschwerem, gut gedüngtem Boden (organischer Dünger) wohl. Die Pflanzen brauchen Sonne und viel Wasser, um sich optimal zu entwickeln. Blumenkohl muss auch in der Wachstumsperiode reichlich gegossen und in regelmäßigen Abständen gedüngt werden. Bestens geeignet sind organischer Dünger, Kompost und stickstoffreiche Pflanzenjauchen. Dazu kommt, dass man die weiße »Blume« in der Mitte nur erhalten kann, wenn man sie mit einigen Blättern abdeckt und vor der Sonne schützt.

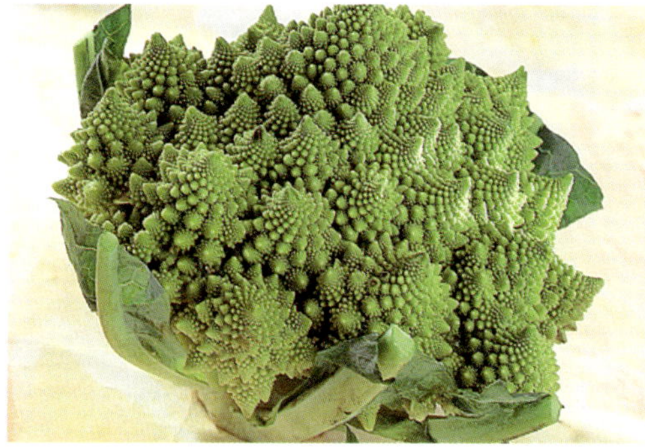

Neuzüchtungen wie der Romanesco sind nicht nur schmackhaft, sondern auch eine Zierde für jeden Küchengarten.

Brokkoli Brokkoli schmeckt ähnlich wie Blumenkohl. Da er den Transport selten frisch und knackig übersteht, lohnt es sich, über einen Anbau im eigenen Garten nachzudenken. Er gedeiht am besten auf nährstoffreichen Böden, braucht viel Wasser und muss regelmäßig gedüngt werden. Dafür kann man schon 6 bis 8 Wochen nach dem Pflanzen den ersten Brokkoli aus eigener Zucht ernten.

Chinakohl Chinakohl gedeiht auch in unseren Breiten sehr gut. Da man ihn direkt ins Freilandbeet säen kann, ist er nicht so arbeitsintensiv wie die anderen Kohlpflanzen. Auch er braucht aber nährstoffreichen Boden, der kalkhaltig sein sollte. Man muss ihn reichlich gießen und düngen und sollte gegen Schnecken Holzasche an seine Wurzeln stäuben. Leider schmeckt junger Chinakohl auch Raupen ganz ausgezeichnet. Sie sollten aber bei kleinen Anbauflächen nicht spritzen. Sammeln Sie die gefräßigen kleinen Räuber lieber einzeln mit der Hand ab.

Grünkohl Grünkohl ist ein echtes Wintergemüse. Er ist frosthart und winterfest. Deshalb ist er meist das letzte Gemüse im Garten. Er wächst gut auf Böden, auf denen vorher frühe Erbsen oder Frühkartoffeln gestanden haben. Wie alle anderen Kohlarten auch ist er ein »wasserzügiges« Gemüse und muss oft und reichlich gegossen werden. Er ist nicht so anfällig für Insekten wie der Chinakohl. Dafür muss man auf Unkraut achten. Erst wenn der Grünkohl eine dichte, zusammenhängende Bodenbedeckung gebildet hat, braucht man den Boden nicht mehr so intensiv zu hacken und zu jäten.

Kohlrabi Für den eigenen Küchengarten ist Kohlrabi eine echte Bereicherung. Er gedeiht problemlos auf fast allen Böden. Ab April wird Kohlrabi in die Keimbox ausgesät und nach etwa einem Monat ins Freilandbeet gesetzt. Dort wächst er schnell und braucht wesentlich weniger Platz als zum Beispiel Rotkohl, der zwar zu prächtigen Pflanzen heranwächst, aber viel Raum einnimmt.

Rosenkohl Rosenkohl sollte in keinem Küchengarten fehlen, denn er ist ein problemloses Gemüse, das im Herbst und Winter Kalium, Magnesium, Eisen und Vitamine der B-Gruppe frisch bereithält.

Rotkohl Da Rotkohl wie alle anderen Kohlarten auch den Boden stark beansprucht, sollte man ihn nie zwei Jahre hintereinander im selben Beet anbauen. Wenn Sie Kohl anpflanzen möchten, sollten Sie im Jahr zuvor Kartoffeln und andere Gemüse, die im Boden fruchten, im vorgesehenen Beet züchten. Diese Gemüsearten sind ideal, um den Boden für Kohl vorzubereiten.

Weißkohl Für einen erfolgreichen Kohl-Anbau braucht man in erster Linie guten Boden und Platz: Die Pflänzchen aus dem Frühbeet für den Sommerkohl werden im Abstand 50 x40, der Winterkohl sogar im Abstand 50x50 ins Freilandbeet gesetzt. Kohl braucht viel Dünger (Stallmist) und reichlich Wasser.(→ Seite 20).

Wirsing Wirsing gedeiht am besten in nährstoffreichen, tiefgründigen, lockeren Böden und in kühlem, feuchtem Klima. Gut geeignet für den Anbau im Küchengarten ist der Butterkohl, dessen Köpfe kleiner sind. Ob Wirsing oder Butterkohl – beide Arten müssen in der Wachstumsperiode reichlich gegossen und gedüngt werden. Bestens geeignet sind organischer Dünger, Kompost und stickstoffreiche Pflanzenjauchen. Vorsicht bei Mistgaben: Zu viel des Guten kann den Geschmack verderben.

Das Geheimnis: Frische

Immer wieder wird betont, dass sich Kohl hervorragend lagern lässt. Und das ist auch richtig. Vor allem Rotkohl und Chinakohl sind selbst nach wochen- und monatelanger, sachgerechter Lagerung noch ganz ausgezeichnet im Geschmack. Doch selbst Kohl schmeckt nach der Lagerung nicht mehr ganz so gut wie frisch. Damit es Ihnen leichter fällt, immer frische Kohlgerichte auf den Tisch zu bringen, haben wir eine Übersicht zusammengestellt, die Ihnen helfen kann, sich im Angebot noch besser zu orientieren. Doch auch wenn Sie Kohl gerne selbst einmachen oder einfrieren, hilft Ihnen die unten stehende Tabelle dabei, rechtzeitig die besten Stücke einzukaufen.

Leckeres aus dem Tiefkühlfach
Ergänzend haben wir hier nochmals all die Kohlarten aufgeführt, die man – mit der richtigen Vorbereitung – ebenfalls bedenkenlos einfrieren kann. Auch die richtige Technik finden Sie hier in Stichworten.

Checkliste
✓ Blätter in Streifen schneiden, blanchieren, auskühlen lassen, in Gefrierbeutel geben: Weißkohl, Wirsing, Grünkohl
✓ In Röschen teilen, blanchieren (etwas Zitrone dazugeben), in Gefrierbeutel geben: Blumenkohl, Brokkoli
✓ Knolle in Scheiben schneiden, blanchieren, in Gefrierbeutel geben: Kohlrabi
✓ Ganze Röschen blanchieren, in Gefrierbeutel geben: Rosenkohl

Wann wird welcher Kohl frisch geerntet?

	Jan.	Feb.	März	April	Mai	Juni	Juli	Aug.	Sept.	Okt.	Nov.	Dez.
Blumenkohl						x	x	x	x	x	x	
Brokkoli						x	x	x	x	x	x	
Chinakohl									x	x	x	
Grünkohl	x	x	x								x	x
Kohlrabi						x	x	x	x	x		
Rosenkohl	x	x							x	x	x	x
Rotkohl	x	x					x	x	x	x	x	x
Sauerkraut	x	x	x	x	x	x	x	x	x	x	x	x
Weißkohl	x	x			x	x			x	x	x	x
Wirsing	x	x			x	x				x	x	x

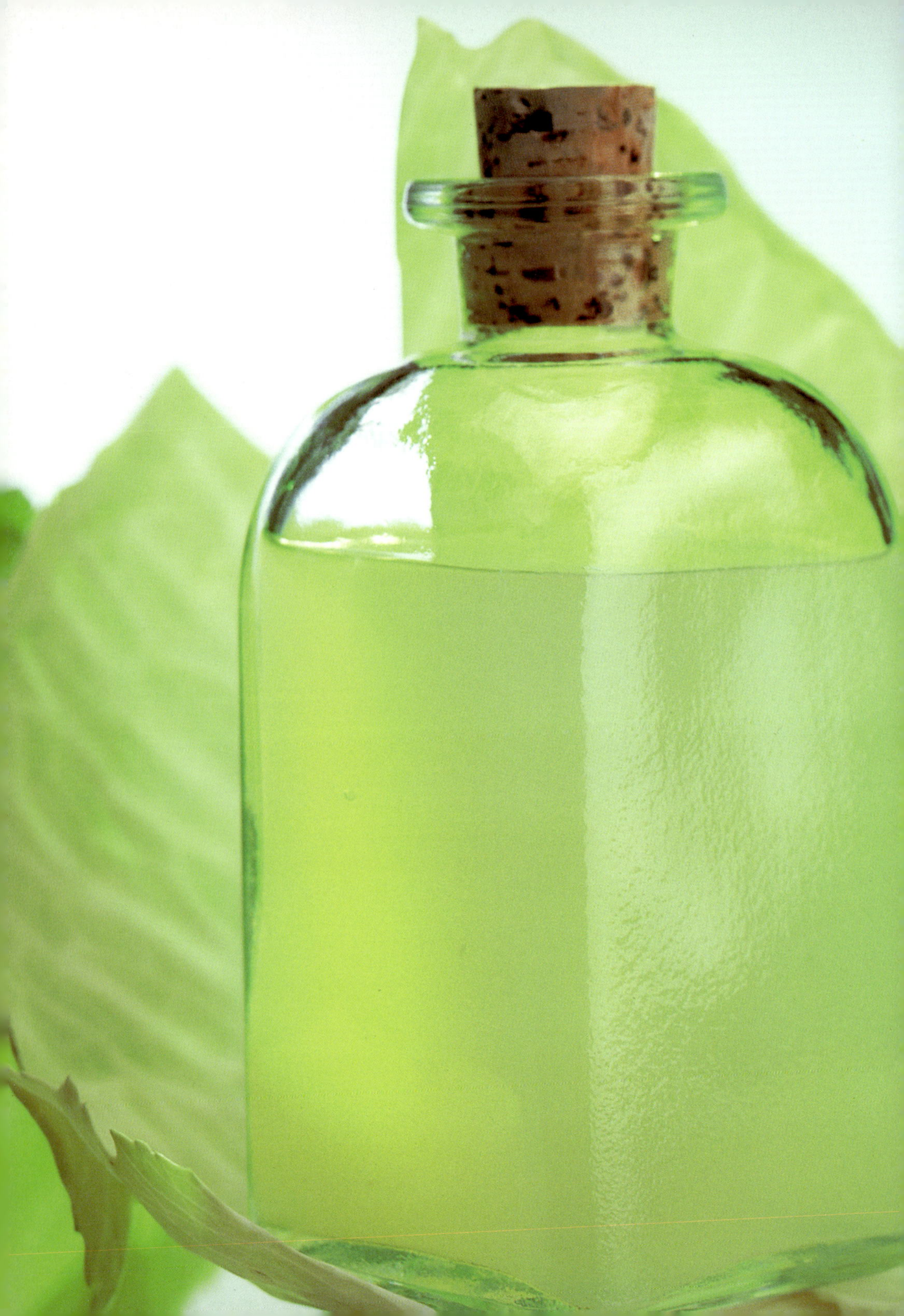

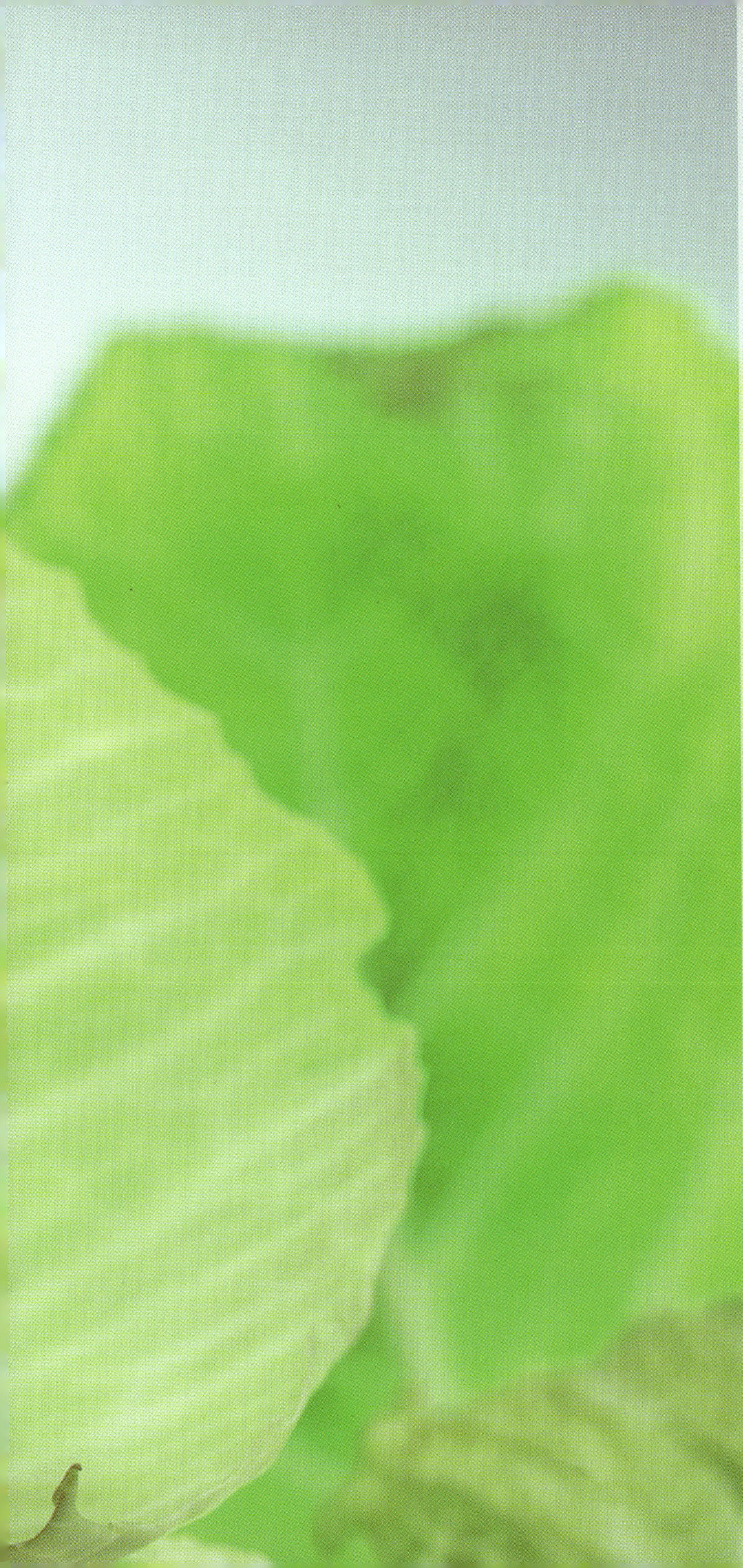

Gesunder Kohl

Gesunder Kohl – die heilenden Ingredienzen

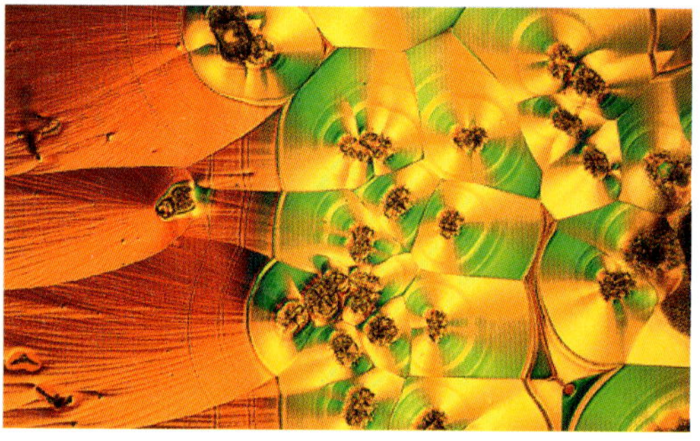

Vitamin C unter dem Elektronenmikroskop. Alle Kohlsorten sind reich an Vitamin C und versorgen den Körper mit wichtigen Nährstoffen.

Vielfältig wie sein Artenreichtum sind auch die Verwendungsmöglichkeiten von Kohl. Schon die alten Römer priesen seine Heilkraft und wandten ihn – innerlich wie äußerlich – besonders gern als preiswertes und erprobtes Hausmittel an. Heute wissen leider nur noch wenige um seine Wirkung als »Allheilmittel«. Dafür aber hat Kohl, wie übrigens auch andere Gemüse aus der botanischen Familie der Kreuzblütler, den Ruf, das Krebsrisiko deutlich zu verringern. Was steckt denn nun im Kohl, das ihn so wertvoll macht?

Gemeinsamkeiten

So formenreich die Kohlfamilie mit ihren zehn Hauptvertretern auf den ersten Blick auch ist, so weisen ihre Inhaltsstoffe doch auf den ersten Blick bemerkenswerte Übereinstimmungen auf. Daher erklärt es sich auch, dass viele Kohlarten bei denselben körperlichen Beschwerden zur Unterstützung der körpereigenen Selbstheilungskräfte empfohlen werden.

Die Ausnahme bildet hierbei in erster Linie das Sauerkraut, das aus Weißkohl hergestellt wird. Aber durch die Vergärung im Lauf des Konservierens und durch das Erhitzen beim Kochen wurde das Kraut verändert und weist dadurch andere positive Wirkstoffe auf als der Weißkohl selbst.

Viel Gutes steckt im Kohl

Alle Kohlarten sind reich an Vitaminen, lebenswichtigen Mineralstoffen und Spurenelementen.

Vitamin C (Ascorbinsäure)

Wussten Sie, dass man schon mit einer Portion Kohl gleich welcher Art – außer Sauerkraut – den menschlichen Tagesbedarf an Vitamin C voll abdecken kann?

Der Nutzen von Vitamin C mit seinem Wirkstoff Ascorbinsäure für den Körper ist vielfältig. Vitamin C stärkt das Immunsystem und bekämpft die freien Radikale. Es ist außerdem die beste Vorbeugung gegen Skorbut, eine Krankheit, die in früheren Zeiten ein großes Problem der Seefahrer war, wenn diese extrem lange ohne frisches Obst und Gemüse unterwegs waren. Man löste das Problem, indem man große Mengen an Kohlköpfen auf die Seereisen mitnahm. Dieser Vorrat war zum einen trotz der widrigen Umstände gut haltbar und sicherte zum anderen langfristig die Versorgung mit Vitamin C.

Provitamin A (Beta-Karotin)
Die Vorläufersubstanz des fettlöslichen Vitamin A (Retinol) ist in einigen Kohlarten in außerordentlich großen Mengen enthalten, in anderen immerhin noch in einer Menge, die annähernd 10 Prozent des Tagesbedarfs deckt. Vitamin A ist ein Bestandteil des Sehpigments in der Netzhaut des Auges und schützt Haut und Schleimhäute.

Vitamin B1 (Thiamin)
Gute Werte erreichen alle Kohlsorten beim raren Thiamin, das für den Kohlenhydratabbau und den Zellstoffwechsel im Körper unentbehrlich ist. Umso bedenklicher ist es, dass bei vielen Menschen ein Mangel an Vitamin B1 festgestellt wurde.

Vitamin B6 (Pyridoxin)
In überdurchschnittlich hohen Mengen ist Pyridoxin in den Kohlsorten vertreten. Das Vitamin B6 ist zuständig für den Aminosäurenstoffwechsel. Bei einem Mangel an diesem Vitamin kommt es zu Hautveränderungen, Krämpfen und Übererregbarkeit.

Folsäure (Vitamin-B2-Komplex)
Gegen den in Untersuchungen häufig festgestellten Mangel an Folsäure ist Kohl die richtige Antwort. Denn alle Kohlarten decken mit einer mittleren Portion (etwa 200 Gramm) zumindest die Hälfte ab, während die meisten sogar den gesamten Tagesbedarf des wichtigen Vitamins aus der B2-Familie decken.
Die Folsäure regelt den Aminosäuren- und Nukleinsäurenstoffwechsel. Kommt es zu einem Mangel im Organismus, kann die Bildung der roten Blutkörperchen beeinträchtigt werden (Anämie).

Die Versorgung des Organismus mit Vitaminen sollte unbedingt durch frische Nahrungsmittel erfolgen. Vitaminpräparate zur Nahrungsergänzung haben nicht die gleiche Wirkung.

Kalium
Insbesondere in den Außenblättern des Kohls stecken verhältnismäßig große Mengen dieses Mineralstoffes, der lebenswichtig für die Zellfunktionen ist, da er den Wasserhaushalt in den Zellen (Osmose) regelt.

Darauf verzichtet man gern!

Zu diesen hohen Anteilen an wertvollen Inhaltsstoffen gesellt sich ein weiterer erstaunlicher Umstand: Fast alles, was dem menschlichen Körper in anderen Nahrungsmitteln schadet, fehlt dem Kohl.

Fette
Kohl hat kaum Fett! Leider wird dieser Vorteil insbesondere bei der Zubereitung von Grünkohl verspielt, weil Grünkohlgerichte in der Regel sehr deftig angerichtet werden.
Die Zugabe von Fett in den Kohl und diverse Wursteinlagen machen ein

Grünkohlgericht zwar ungeheuer schmackhaft und sättigend. Unter dem Aspekt einer fettarmen Küche ist »Grünkohl mit Pinkel« allerdings wenig gesund. Auch dem Sauerkraut wird meistens viel Fett (Schmalz) beigegeben, und das Mitgaren von Bauchfleisch oder fetten Würsten tut ein Übriges zu einem mit Fetten schwer belasteten Essen. Doch es bleibt festzuhalten: Kohl ist von Haus aus sehr fettarm, und es lohnt sich, Rezepte ausfindig zu machen, in denen er bissfest und ohne allzu gehaltvolle Marinaden oder Saucen zubereitet wird.

In Zeiten, als die Menschen noch schwer körperlich arbeiten mussten, machten fette Fleischbeigaben Kohl zu einem nahrhaften Winteressen.

Kohlenhydrate

Auch Kohlenhydrate – in Form von Stärke, die zu Glukose umgewandelt wird – sind in den Kohlarten in nur geringer Menge zu finden. Dies ist nicht zuletzt für Diabetiker eine gute Nachricht, bedeutet für sie doch ein Kohlessen einen Genuss ohne Reue

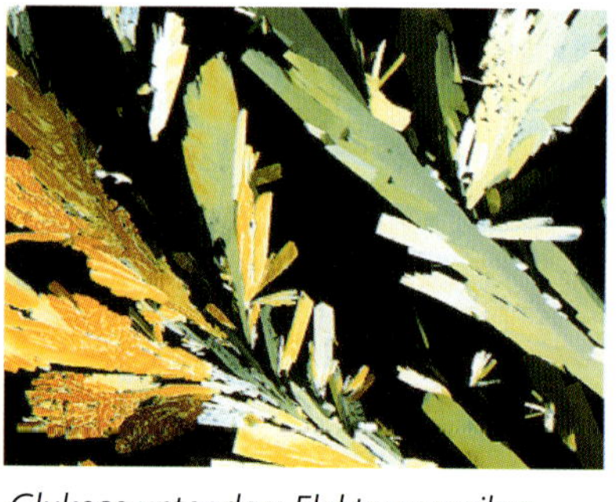

Glukose unter dem Elektronenmikroskop. Kohl enthält nur wenig Kohlenhydrate und ist deshalb ein gesunder Schlankmacher.

Eiweiße

Eine geringere Zufuhr von pflanzlichen Eiweißen hilft die in der Regel durch ein erhöhte Zufuhr von tierischen Eiweißen verursachte ungünstige Ernährungslage zu verbessern. Bei einem erwachsenen Menschen liegt der tägliche Eiweißbedarf bei 0,8 Gramm pro Kilogramm Körpergewicht. Eine ständige Überversorgung mit Eiweiß, wie sie in den Industrienationen durchweg anzutreffen ist, kann beispielsweise bei eingeschränkter Nierenfunktion zu Gesundheitsproblemen führen. Auch wird dadurch Energie geliefert, die oftmals nicht benötigt wird.

Kalorien

Bei keiner Kohlsorte erreicht man mit einer Portion von 200 Gramm mehr als 3 Prozent des Tagesbedarfs an Energie – kein Kohl hat pro 100 Gramm mehr als 75 Kalorien. Deshalb feiert in jüngster Zeit die Kohlsuppe, eines der ältesten Essen der Menschheit, als Grundlage gesunder Diäten zur Gewichtsreduktion eine »Auferstehung« (→ Seite 78).

Manche Kohlarten schlagen alle Rekorde

Insgesamt sind also Kohlarten wesentlicher Lieferant lebenswichtiger Vitamine und Mineralstoffe. Schon deshalb sollte man alle Kohlarten als ein besonders wertvolle Lebensmittel schätzen – und verwenden. Doch damit nicht genug: Einige Kohlsorten bringen es bei bestimmten Inhaltsstoffen zu überdurchschnittlich hohen Werten.

Die Vitamin-C-Bomben

Grünkohl weist bei allen wertvollen Inhaltsstoffen hohe Werte auf. Aber nur zwei weitere Kohlarten sind noch bessere Lieferanten für Vitamin C, das unter anderem in der kalten Jahreszeit ein wichtiger Schutz gegen Erkältungen ist. Eine Portion Grünkohl von etwa 200 Gramm enthält mit 210 Milligramm Vitamin C etwa das Dreifache des normalen Tagesbedarfs. Man müsste immerhin 350 Gramm Erdbeeren verspeisen, um diese Menge an Vitamin C aufzunehmen. So ist Grünkohl gerade im Winter das ideale Gemüse.

Weil man traditionell in Süddeutschland nicht am großen »Grünkohl-Essen« beteiligt ist, weichen die Bundesländer südlich des Mains auf Rosenkohl und Brokkoli aus. Dabei werden sie aber bestens bedient, denn sowohl Rosenkohl als auch Brokkoli bieten reichlich Vitamin C: Mit jeweils 228 Milligramm pro Portion (etwa 200 Gramm) liegen sie über den Werten von Grünkohl.

Der Provitamin-A-Spitzenreiter

Mit sage und schreibe 8.200 µg – das ist das Achtfache des täglichen Bedarfs an diesem Provitamin – besticht wiederum der Grünkohl als das Vitamin-A-reichste Kohlgemüse. Wiederum nur der Brokkoli kann mit 3.800 µg, dem fast Vierfachen des Tagesbedarfs, mithalten. Doch auch mit Rosenkohl (800 µg = 80 Prozent des Tagesbedarfs) ist man gut bedient. Provitamin A wird zu Vitamin A und gilt als das »Augen-Vitamin«, und man sollte es bei der Speiseplanung nicht vergessen.

Die Folsäurespender

Die für den Zellaufbau und die Blutbildung wichtige Folsäure aus der Vitamin-B2-Familie ist insbesondere in Chinakohl (166 µg), Weißkohl (158 µg) und Rosenkohl (156 µg) in solch reichhaltiger Menge vorhanden, dass man mit einer Portion (etwa 200 Gramm) den gesamten Tagesbedarf abdecken kann. Aber auch Grünkohl mit 120 µg und Blumenkohl mit 110 µg weisen noch respektable Mengen an Folsäure auf.

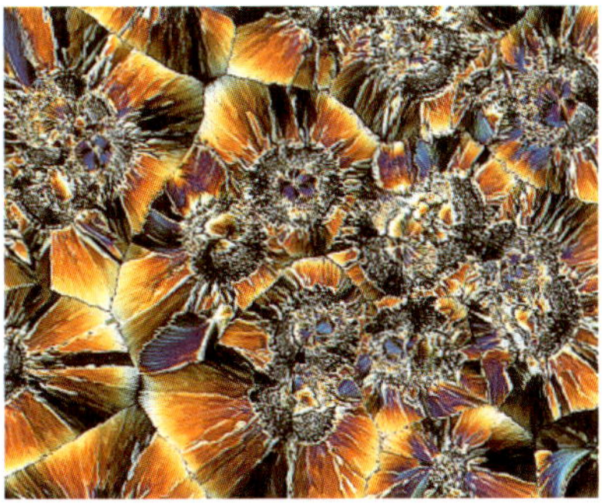

Folsäure (hier eine mikroskopische Darstellung) ist ein Vitamin der B2-Gruppe. Sie ist äußerst wichtig für den Aufbau unserer Zellen.

Das »Frauenmineral« Eisen

Frauen leiden oft an Eisenmangel, der sich in der Zeit der Menstruation noch verschärft. Bei zu kurzen Zyklen kann Eisenmangel zu einem dauerhaften Problem werden. In diesem Fall sollten Sie beim Einkaufen oft zu Grünkohl und Brokkoli greifen. Mit einer Portion Brokkoli (etwa 200 Gramm) kann mit 2,6 µg etwa ein Viertel, mit einer Portion Grünkohl mit 3,8 µg etwa ein Drittel des täglichen Eisenbedarfs gedeckt werden.

Die sekundären Pflanzenstoffe

Sekundäre Pflanzenstoffe sind neben Vitaminen, Mineral- und Ballaststoffen unverzichtbar für einen gesunden Organismus. Sie sind in Obst, Gemüse, Kartoffeln, Hülsenfrüchten und Vollkornprodukten sowie in fermentierten Lebensmitteln (wie beispielsweise Sauerkraut) enthalten. Auch Kohl weist eine große Anzahl dieser Substanzen auf.

Blumenkohl, Grünkohl, Kohlrabi und Wirsing sind besonders reich an diesen Substanzen.

Nur wenige sind bisher erforscht

Forscher nehmen an, dass in pflanzlichen Lebensmitteln bis zu 10.000 verschiedene sekundäre Pflanzenstoffe enthalten sind, die in den Pflanzen beispielsweise als Farbstoffe, Wachstumsregulatoren und Abwehrstoffe gegen Schädlinge und Krankheiten dienen. Untersuchungen haben erwiesen, dass sie dazu beitragen, das Krankheitsrisiko für so genannte Zivilisationskrankheiten, wie Krebs oder Herz-Kreislauf-Krankheiten, zu senken. Auch ist man überzeugt davon, dass sie sich günstig auf das Immunsystem (immunmodulierende Wirkung), Entzündungen oder auf die Regulation des Blutzuckerspiegels auswirken. Zudem ist bewiesen, dass sie die Bildung freier Radikale oder anderer schädlicher Moleküle hemmen (antioxidative Wirkung) und vor Infektionen mit Pilzen, Bakterien und Viren schützen (antimikrobielle Wirkung).

Von der Forschung werden die sekundären Pflanzenstoffe in folgende 10 Gruppen eingeteilt:

- ✓ **Karotinoide**: antikanzerogen, antioxidativ, immunmodulierend
- ✓ **Phytosterine**: antikanzerogen, cholesterinsenkend
- ✓ **Saponine**: antikanzerogen, antimikrobiell, immunmodulierend, cholesterinsenkend
- ✓ **Glukosinolate**: antikanzerogen, antimikrobiell, cholesterinsenkend
- ✓ **Polyphenole**: antikanzerogen, antimikrobiell, antioxidativ, antithrombotisch, immunmodulierend, entzündungshemmend, blutdruckregulierend, blutglukoseregulierend
- ✓ **Monoterpene**: antikanzerogen
- ✓ **Protease-Inhibitoren**: antikanzerogen, antioxidativ, blutglukoseregulierend
- ✓ **Phytoöstrogene**: antikanzerogen, antioxidativ
- ✓ **Sulfide**: antikanzerogen, antimikrobiell, antioxidativ, antithrombotisch, immunmodulierend, entzündungshemmend, blutdruckregulierend, cholesterinsenkend
- ✓ **Phytinsäure**: antikanzerogen, antioxidativ, immunmodulierend, cholesterinsenkend, blutglukoseregulierend

Glukosinolate

In Kohl kommen in herausragender Menge sekundäre Pflanzenstoffe aus der Gruppe der Glukosinolate vor. Ihre wichtigsten Vertreter sind enzymatische Abbauprodukte schwefelhaltiger Verbindungen. Sie geben dem Kohl – wie auch dem Senf, Knoblauch und Meerrettich – seinen besonderen Geschmack.

Polyphenole

Auch die Gruppe der Polyphenole ist in Kohl stark vertreten. Vor allem die Untergruppen Phenolsäuren und Flavonoide sind in bestimmten Kohlsorten in überdurchschnittlich hohen Werten anzutreffen. In keiner anderen Pflanze ist so viel Phenolsäure vorhanden wie in Grünkohl. Einen hohen Gehalt an Flavonolen weisen vor allem Brokkoli und wiederum Grünkohl auf. Wichtig für Ihren Einkauf ist, dass Pflanzen, die im Freiland aufwuchsen, wesentlich mehr von diesen Substanzen aufweisen, als solche, die aus dem Gewächshaus stammen.

Karotinoide

Sekundäre Pflanzenstoffe aus der Gruppe der Karotinoide kommen in allen grünen Gemüsesorten vor. Einsamer Spitzenreiter beim Kohlgemüse ist auch hier der Grünkohl, der eine herausragende Menge an Xanthophyll enthält. Die meisten Karotinoide, die in grünblättrigem Gemüse enthalten sind, werden allerdings beim Kochen zerstört.

Kohl und die Blähungen

Man kann es nicht leugnen – Kohl gehört neben den Hülsenfrüchten zu den Gemüsearten, die Blähungen verursachen.

Blähungen sind normal

Blähungen, auch Flatulenz genannt, sind ein normaler Vorgang im Darm: Durchschnittlich wird eine Gasmenge von 500 bis 1.200 Milliliter pro Tag über den Darm abgegeben. Ausschlaggebend hierfür ist ein hoher Anteil an unverdaulichen Kohlenhydraten in Verbindung mit wasserlöslichen Ballaststoffen. Diese werden im Dickdarm von den Darmbakterien abgebaut, also fermentiert, wobei Gase aus Wasserstoff, Kohlendioxid und Methan entstehen.

Erhöhte Gasbildung durch Kohl

Kohl verstärkt nun diese Gasbildung durch den hohen Gehalt an Oligosacchariden. Die Folge sind mehr oder weniger starke Blähungen nach dem Genuss von Kohl – ein völlig normaler Vorgang beim gesunden Menschen. Leider aber verbieten es die gesellschaftlichen Normen, dem zwangsläufig entstehenden Drang freien Lauf zu lassen – die Belästigung für die Umwelt ist einfach zu groß.

Wer sich einen Verdauungsspaziergang an der frischen Luft gönnt, sollte aber bedenken, dass der Kohl etwa 1,5 Stunden braucht, bis er in den Darm gelangt und sich die ersten Gase bilden.

Ideal: körperliche Bewegung

Will man nicht stundenlang gegen die Winde kämpfen müssen, so sollte man sich zunächst überlegen, ob es eine Möglichkeit gibt, den Verzehr von Kohl so einzuplanen, dass in den Stunden danach keine Zwänge bestehen, die natürliche Folge der Blähungen »verdrücken« zu müssen. Körperliche Bewegung im Freien nach dem Kohlessen wäre nicht nur für die Darmtätigkeit ideal, sondern insgesamt für den ganzen Organismus. Ungestört könnten die Blähungen abgebaut werden.

Warum Sauerkraut so gesund ist

Sauerkraut steht seit Jahrhunderten im Ruf, dem Körper gut zu tun – und vor allem rohes Sauerkraut gilt als besonders gesund.

Dem Geheimnis auf der Spur

Da dieses Lob des Sauerkrauts schon aus einer Zeit stammt, in der eine wissenschaftliche Analyse der Inhaltsstoffe noch nicht möglich war, muss man sich fragen, warum die Erfahrungsheilkunde unserer Ahnen dem Sauerkraut einen so hohen Stellenwert zubilligte.

Reinigungskraft für den Darm

Ganz offensichtlich ist die verdauungsfördernde Wirkung des Sauerkrauts. Und da man schon früh wusste, dass Darmreinigung eines der wichtigsten Mittel ist, um gesund zu bleiben, war dies sicher ein wichtiger Grund, der für das Sauerkraut sprach.

Die Anwendung als Wickel auf dem Oberbauch spricht für eine ergänzende Reinigungstherapie. Dass im Sauerkraut außerdem eine kompakte Ladung von Vitaminen, Mineralien und Spurenelementen steckt, erhöht seinen Wert für den Organismus.

Das aber, was Sauerkraut so einzigartig macht, ist die Wandlung, die es während seiner Herstellung durchläuft.

TIPP

Da Sauerkraut durch die Milchgärung bereits »vorverdaut« wurde, entstehen kaum Gärungsgase im Darm.

Die Milchsäuregärung

Die Milchsäuregärung ist eine Form der Fermentation, bei der Nahrungsmittel mit Hilfe von Kleinstlebewesen konserviert werden. Sie wurde in China »entdeckt« und ist heute weltweit Bestandteil des Herstellungsprozesses von Sauerkraut.

Die Vergärung des Sauerkrauts

Die Milchsäuregärung ist kein Prozess, der in der Natur von sich aus abläuft. Er wird vielmehr von menschlicher Hand mit folgendem Rezept in Gang gesetzt: Weißkohl wird in zarte Streifen geschnitten und mit 1,5 bis 2,5 Prozent Salz versetzt. Der durch den osmotischen Druck der Salzlösung austretende Zucker wird anschließend durch Milchsäurebakterien zu Milchsäure (mindestens 1,5 Prozent) abgebaut. Bei der Konservierung des Weißkohls zu Sauerkraut mittels Milchsäure vergären die im Weißkohl vorhandenen Kohlenhydrate durch das Einwirken von Bakterien und Hefen. Dabei wird der pH-Wert gesenkt, der Säuregehalt steigt, und damit wird die Vermehrung schädlicher, säureempfindlicher Mikroorganismen verhindert. Gleichzeitig wird das Zellgewebe des Krauts gelockert, wodurch es besser verdaut werden kann und bekömmlicher als das Weißkraut wird. Während der Vergärung entwickelt das Sauerkraut sein typisches Aroma.

So werden die Inhaltsstoffe verändert

Die Vergärung hat den ungünstigen Effekt, dass die Inhaltsstoffe im Vergleich zum ursprünglichen Weißkohl dramatisch geschwächt werden. So sinkt der Gehalt an Vitamin C von 92 Milligramm auf 24 Milligramm pro 200-Gramm-Portion, an Vitamin E von 3,4 Milligramm auf 0,2 Milligramm, an Folsäure von 158 µg auf 12 µg, Magnesium von 46 Milligramm auf 18 Milligramm, Kalzium dagegen vergleichsweise gering von 92 Milligramm auf 72 Milligramm. Von Vorteil ist nur dies: Auch die Energie muss Federn lassen, denn die Portion Sauerkraut hat nur 27 Kalorien im Vergleich zum Weißkohl mit 50 Kalorien. Die zu verzeichnenden Zunahmen liegen eher auf der negativen Seite: Natrium steigt von 26 Milligramm bei Weißkohl auf 950 Milligramm bei Sauerkraut, Phosphat von 56 Milligramm auf 92 Milligramm. Trotzdem ist Sauerkraut in der Gesamtheit der gesundheitsfördernden Wirkstoffe als sehr gesundes Nahrungsmittel einzuschätzen, vor allem wenn man bedenkt, dass der tägliche Vitamin-C-Bedarf zu rund einem Viertel gedeckt wird.

Deshalb sollte Sauerkraut möglichst oft auf dem Speisezettel stehen. Es lässt sich auf vielfältige, abwechslungsreiche Weise in unsere tägliche Ernährung einbauen. Denken Sie dabei nicht nur an die beliebten deftigen Gerichte der Hausmannsküche, in denen Sauerkraut die klassische Beilage darstellt, sondern auch an Salate.

Ein Segen für die Gesundheit

Die gesundheitsfördernden Aspekte der Milchsäuregärung wiegen den Verlust an wertvollen Wirkstoffen in beeindruckender Weise auf. Denn Milchsäure und Milchsäurebakterien haben vielfältige positive Auswirkungen auf den menschlichen Organismus. Insbesondere wird die Verdauung reguliert und die Magen-Darm-Tätigkeit gefördert. Zu erwähnen ist auch, dass rohes Sauerkraut für Magen und Darm besser verträglich ist als alle anderen Arten von Kohl. Indem die Milchsäurebakterien des Sauerkrauts den Gallensäurestoffwechsel beeinflussen, können sie den Cholesterinspiegel senken. Ob Sauerkraut auch ein vorbeugendes Mittel gegen Krebs sein kann, ist nicht sicher geklärt. Jedoch lassen Untersuchungen vermuten, dass die positive Wirkung auf die Darmflora auch das Darmkrebsrisiko senkt – vor allem werden die gefürchteten Fäulnisvorgänge im Darm, die als Krebsauslöser Nummer 1 gelten, eingedämmt. Auch die Stimulierung des Immunsystems durch die Milchsäurebakterien soll den Kampf der körpereigenen Abwehrsysteme gegen wuchernde Zellen unterstützen.

Die Wirkstoffe in der Übersicht

	Tagesbedarf	Blumenkohl	Brokkoli	Chinakohl	Grünkohl
Portionsgröße		200 Gramm	200 Gramm	200 Gramm	200 Gramm
Eiweiß (g)	55	5	6,6	2,4	8,6
Fett (g)	75	0,6	0,4	0,6	1,8
Kohlenhydrate (g)	320	5,2	5,6	2,6	6
Ballaststoffe (g)	30	5,8	6	3,4	8,4
Wasser (g)	2400	183,2	179,4	190,8	172,6
Natrium (mg)	550	32	26	14	84
Kalium (mg)	2000	660	928	404	980
Kalzium (mg)	900	40	210	80	420
Magnesium (mg)	350	34	48	22	62
Phosphat (mg)	1400	108	164	60	174
Eisen (mg)	12	1,2	2,6	1,2	3,8
Jod (µg)	200	0,2	30	0,6	24
Provitamin A (µg)	1000	6	3800	156	8200
Vitamin E (mg)	12	0,2	1	0,2	3,4
Vitamin B1 (mg)	1	0,22	0,2	0,06	0,2
Vitamin B2 (mg)	2	0,2	0,42	0,08	0,5
Vitamin B6 (mg)	2	0,4	0,34	0,32	0,5
Folsäure (µg)	150	110	66	166	120
Vitamin C (mg)	75	150	228	72	210

Kohlrabi	Rosenkohl	Rotkohl	Sauerkraut	Weißkohl	Wirsing
200 Gramm	200 Gramm	200 Gramm	150 Gramm	200 Gramm	200 Gramm
3,8	9	3	1,35	2,8	6
0,2	0,6	0,4	0,3	0,4	0,8
7,8	7,6	7	1,65	9,2	4,8
2,8	8,8	5	2,1	5	3
183,2	170	183,6	141	181,4	180
64	14	8	739,5	26	18
760	822	532	252	454	564
140	62	70	54	92	94
90	44	36	13,5	46	24
100	168	60	69	56	112
1,8	2,2	1	0,6	1	1,8
2,8	1,4	10,4	14,25	10,4	10
400	800	60	16,5	84	78
0,8	1,8	3,4	0,15	3,4	5
0,1	0,3	0,14	0,03	0,1	0,1
0,1	0,28	0,1	0,05	0,08	0,12
0,24	0,560,3	0,18	0,22	0,4	
16	156	70	9	158	180
128	228	100	18	92	90

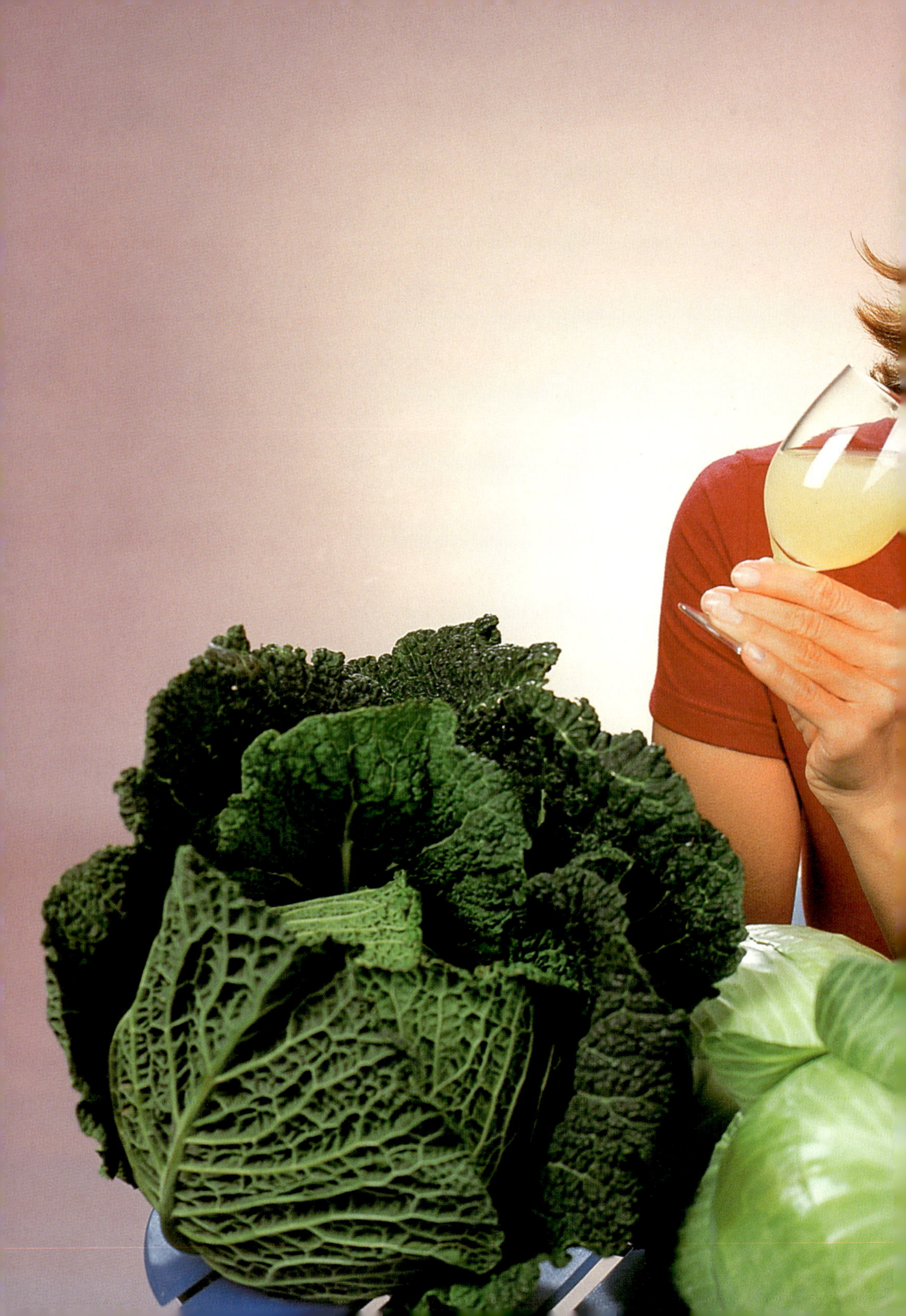

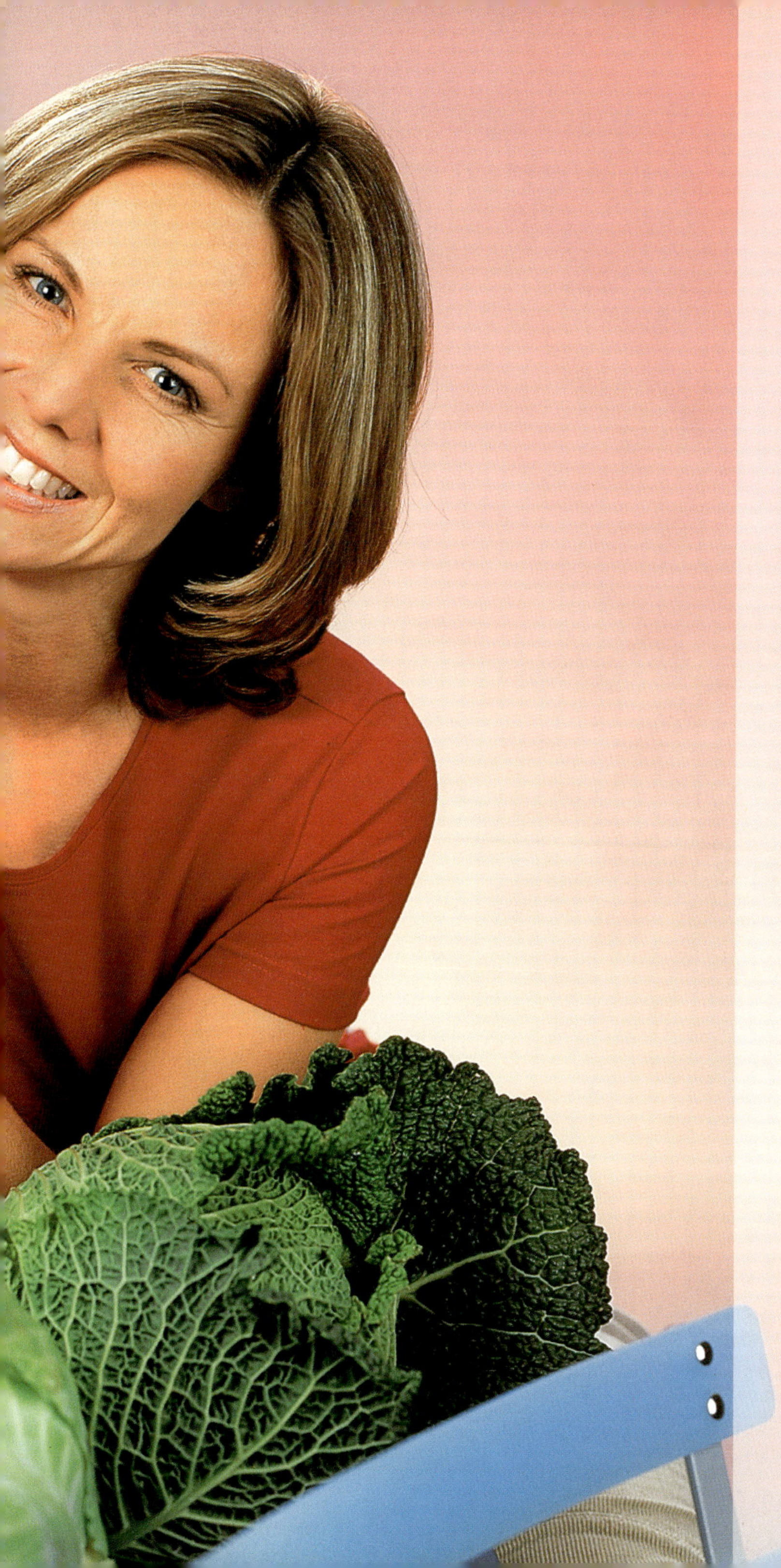

Praxis: Heilende Wirkung

Innere Anwendungen

Seit Generationen werden die heilenden und regenerierenden Kräfte des Kohls in der Natur- und Erfahrungsheilkunde eingesetzt. Schon seit langen weiß man um vier grundsätzliche Möglichkeiten, seine Heilkraft für den Menschen zu nutzen.

✓ **Als Rohkost** und als Saft reinigt und entschlackt Kohl von innen den Darm und regt die Verdauung an.

✓ **Die großen Blätter** der Kohlarten wie Weißkohl und Wirsing lassen sich gut auf den Körper auflegen. So können die Wirkstoffe im Kohl dem Körper in äußerlicher Form zugeführt werden.

✓ **Kohlöl** hat erwärmende Wirkung und eignet sich zu Einreibungen.

✓ **Gesichtsmasken** mit Kohl pflegen die Haut.

Rohkost

Wenn Kohl als Rohkost, Salat und rohes Sauerkraut gegessen wird, wirkt er über Verdauungsapparat und Stoffwechsel von innen auf das Körpergeschehen ein. Seine genaue Wirkung bei einzelnen Beschwerden entnehmen Sie bitte dem folgenden Beschwerden-Kapitel.

Kohlsalat

Mit Hilfe eines schmackhaft zubereiteten Kohlsalats gelangt die heilende Kraft von Kohl direkt in Ihren Körper. Vielfältige gesunde Beigaben wie Olivenöl machen den Salat noch wertvoller.

Zubereitung des Kohlsalats

Mit einem Gemüsehobel zerkleinern Sie den Kohl in dünne Streifen, sodass er sich für die Salatzubereitung bestens eignet.

Das Dressing können Sie nach Ihrem Geschmack anmachen – auf die vielen Vorteile von Olivenöl sollten Sie aber nicht verzichten.

Sparen Sie Ihrer Gesundheit zuliebe auch mit Salz, und würzen Sie besser mit Küchenkräutern.

Rohes Sauerkraut

Rohes Sauerkraut ist etwas für Liebhaber – denn recht deftig sauer ist der Geschmack. Doch da seine gesundheitsfördernde Wirkung heute wissenschaftlich nachgewiesen ist, sollte man möglichst oft diesen wertvollen Snack zu sich nehmen.

Offenes Kraut

Probieren Sie unbedingt einmal »offenes« Sauerkraut, also das Sauerkraut aus dem Fass, das heutzutage in Feinkostläden durchaus wieder zu

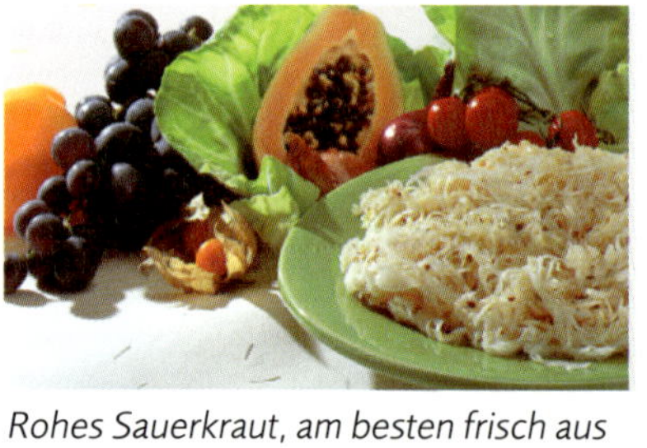

Rohes Sauerkraut, am besten frisch aus dem Fass, ist ein idealer Snack für zwischendurch.

bekommen ist. Greifen Sie nur im Notfall zur Konserve, denn der volle Geschmack offenen Sauerkrauts ist nicht mit dem in Dosen zu vergleichen.

✓ Essen Sie pro Tag mindestens einmal etwa 50 Gramm rohes Sauerkraut.

Kohlsaft

Kohlsaft wird vor allem als vorbeugende und regenerierende Maßnahme gegen eine Reihe von Gesundheitsstörungen getrunken.
Im Naturkostladen oder im Reformhaus wird Weißkohlsaft trinkfertig angeboten. In der Regel nimmt man am besten dreimal täglich eine halbe Stunde vor den Mahlzeiten 50 - 100 Milliliter zu sich. Trinken Sie den Saft langsam in kleinen Schlucken, denn dadurch geben Sie Ihrem Organismus Zeit, alle Inhaltsstoffe aufzunehmen und zu verwerten.

Kohlsaft selbst herstellen

Wollen Sie den Saft lieber selbst herstellen, entsaften Sie den Kohl am besten mit einem Entsafter, der in eine Küchenmaschine integriert ist. Vorher sollten Sie jedoch das harte Mittelstück herausschneiden und den gesamten Kohlkopf in kleine Stücke teilen.

Den besten Kohlsaft ergeben Weißkohl und Wirsing. Die Zugabe von Möhrensaft im Verhältnis 1:1 macht den Geschmack noch besser.

✓ Verwenden Sie keinen Dampfentsafter, denn mit diesem Gerät würden Sie einen großen Teil der wertvollen Inhaltsstoffe zerstören.
Geeignete Kohlarten sind Weißkohl und Wirsing.

✓ Mischen Sie den Saft im Verhältnis 1:1 mit Möhrensaft, wenn Ihnen der Geschmack des reinen Kohlsafts zu streng ist. Insbesondere Saft, der aus Wirsingkohl gewonnen wurde, ist recht herb.

✓ Kohlsaft können Sie auch zu sich nehmen, indem Sie die Blätter auskauen. Schneiden Sie vorher die Blätter in schmale Streifen und formen Sie daraus eine kleine Rolle.

Sauerkraut – Weißkohl in Topform

Sauerkraut ist nichts anderes als mit uralten Mitteln konservierter Weißkohl. Die Kunst, Gemüse durch Milchsäuregärung zu konservieren, kommt aus Asien. In China wurde vor über 2000 Jahren beim Bau der Großen Mauer Weißkohl durch Einlegen in Reiswein konserviert. Später entdeckten die Chinesen durch das Vermischen von Weißkohl mit Salz in großen Gartöpfen die Milchsäuregärung. Während der Milchsäuregärung werden alle Heilwirkungen des Weißkohls erhalten, obwohl der Gehalt an Wirkstoffen sinkt. Zusätzlich regeneriert die Milchsäure die Darmflora, verhindert Gärungen, entgiftet und reinigt die Verdauungswege und entlastet die Bauchspeicheldrüse und die Leber.

Direkte Wirkung von außen

Wenn man ein Feld mit erntereifen Kohlköpfen vor sich hat, sieht man förmlich die urwüchsige Kraft, die sich in diesen großen, schweren Pflanzen zusammengeballt hat. Um die im Kohl so reichlich enthaltenen Wirkstoffe wie die Vitamine A, C, E und Folsäure oder die Mineralien Kalium und Kalzium dem Körper möglichst unvermittelt zukommen zu lassen, werden Kohlblätter bei bestimmten Erkrankungen direkt eingesetzt

Kohl entnimmt dem Boden Nährstoffe und gibt sie, richtig angewendet, an den menschlichen Organismus ab.

Wickel und Auflagen

Man stellt Wickel oder Auflagen her und legt sie über dem Organ, das behandelt werden soll, auf den Körper. Schon durch die Wärme werden die Organe zu einer Verstärkung ihrer Aktivitäten angeregt. Die zusätzlichen Eigenschaften der Kohlblätter unterstützen diese Arbeit des Organismus noch.
Durch die Umschläge, Wickel und Auflagen kann der Kohl Giftstoffe durch die Haut aus dem Körper »ziehen«. Dies ist eine uralte Methode, deren Erfolge bereits in der griechischen Antike vor allem aus der Wundbehandlung belegt sind.

Welchen Kohl verwenden?

Am besten eignen sich die äußeren, dunkelgrünen Blätter vom Wirsingkohl, denn sie enthalten die meisten Wirkstoffe. Können Sie keinen Wirsingkohl bekommen, dann verwenden Sie Weißkohl, Rotkohl oder Spitzkohl. Alle diese Kohlarten sind in ihrer Wirkung vergleichbar, und die Blätter besitzen die erforderliche Größe.

Checkliste

✓ **Sie sollten darauf** achten, ungespritzte Ware zu verwenden. Kaufen Sie Kohl, den Sie zur Behandlung verwenden möchten, am besten immer direkt beim Erzeuger auf einem Biohof.

✓ **Wenn Sie den Wirsingkohl** nicht direkt vom Erzeuger beziehen können, fehlen die äußeren, abstehenden Blätter häufig. Dann sollten Sie einen Kohl kaufen, an dem möglichst viele dunkle Blätter zu finden sind.

✓ **Wenn Sie einen Garten** haben, liegt es nahe, den Wirsingkohl selbst

TIPP

Mit besonders guten Erfolgen werden äußerliche Kohlanwendungen im orthopädischen Bereich eingesetzt. Bei Verstauchungen und Zerrungen können Sie die ärztliche Behandlung mit kalten Umschlägen aus Kohlblättern oder Kohlbrei sinnvoll ergänzen. Die Wirkstoffe des Kohls lassen Schwellungen und Blutergüsse schnell abklingen.

anzubauen. Dazu finden Sie auf den Seiten 20 und 23 erste Informationen.

So bereitet man die Blätter vor

Lösen Sie die grünen Blätter ab, und waschen Sie sie sorgfältig – in den Furchen der Blätter verstecken sich gern Kleintiere und Insektenlarven. Geben Sie die Blätter nach dem Waschen in einen gut verschließbaren Behälter, in dem Sie die Blätter im Kühlschrank etwa eine Woche lang frisch halten können. So können Sie jederzeit auf einen Vorrat anwendungsfertiger Blätter zurückgreifen.

Den Wickel herstellen

Für die Anwendung müssen die recht harten Blätter »aufgeweicht« werden. Hierzu tauchen Sie das Kohlblatt ganz kurz in kochendes Wasser – keinesfalls darf das Blatt länger als wenige Sekunden darin bleiben, da die Temperatur beim Kochen die Wirkstoffe zerstören würde. Trocknen Sie die Blätter sorgfältig ab, und schneiden Sie mit einem Messer die mittlere Rippe heraus oder schneiden Sie diese so zurecht, dass sie ganz flach aufliegen kann.
Noch anwendungsgerechter werden die Blätter, wenn Sie sie abschließend kurz mit einem Nudelholz walzen, um die harte Struktur des Blattes zu brechen. Achten Sie beim Walzen darauf, dass dabei kein Saft aus dem Blatt austritt.

Den Wickel anlegen

Zum Anlegen des Umschlages benutzen Sie am besten die auch sonst üblichen Arten, einen großen Verband am Körper anzubringen.

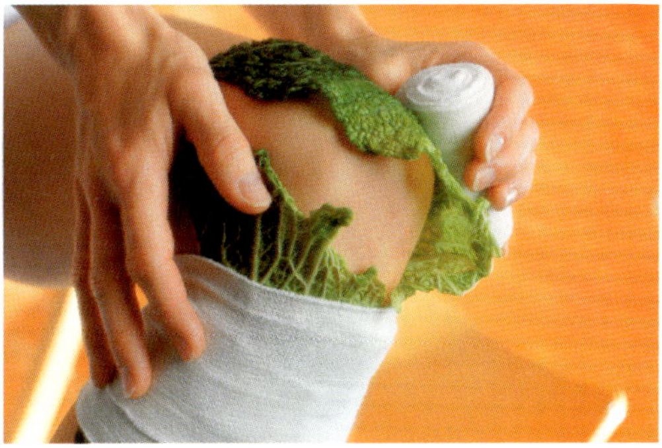

Kohlwickel helfen bei Gelenkbeschwerden. Auch bei Sportverletzungen haben sie sich sehr bewährt.

Hierzu werden in der Regel Dreiecktücher und Binden verwendet, die auch für die Kohlumschläge bzw. Kohlwickel recht geeignet sind. Dreiecktücher bekommen Sie in jeder Apotheke. Oder Sie schneiden sich aus Leinenstoff selbst welche, indem Sie ein quadratisches Stück Stoff mit einer Seitenlänge von 80 bis 90 Zentimeter diagonal durchschneiden und so zwei Dreiecktücher erhalten.

Die Wickel müssen so fest sitzen, dass die Kohlblätter auf der Haut aufliegen und nicht verrutschen können. Ein Handtuch über dem Wickel verhindert, dass der Saft das Bett verschmutzt.

Wenn die Haut verletzt ist

Ist die Haut verletzt, also bei Wunden, Abschürfungen oder Ähnlichem, sollten möglichst zarte (oder ganz glatte) Kohlblätter zur Anwendung kommen, die in etwa drei Zentimeter breite Streifen geschnitten werden.
Die Blätter werden nicht in kochend heißem Wasser abgebrüht, sondern in lauwarmem Wasser oder auf einer warmen Fläche nur leicht erwärmt.

Die Streifen müssen die verletzte Stelle nach allen Seiten ohne Falten gut abdecken!

TIPP

Handelt es sich um eine kleine Hautfläche, schneiden Sie ein entsprechend kleines Stück aus dem Kohlblatt aus, oder schnippeln Sie das Blatt in kleine Stückchen, aus denen Sie eine Auflage machen. Alternativ dazu ist die Anwendung von Kohlbrei oder gehobelten Kohlblättern als Auflage sinnvoll.

Wichtig: Häufig wechseln

Mindestens alle zwölf Stunden sollte der Umschlag erneuert werden - bei Hautverletzungen wesentlich häufiger. Faustregel: Wechselt das Blatt die Farbe oder vertrocknet es, ist seine Wirkung verbraucht. Bevor Sie die neuen Blätter auflegen, waschen Sie die betroffenen Stellen mit lauwarmem Wasser ab (nicht bei Hautverletzungen!).

Auflagen mit Kohlbrei

Zu Brei verarbeitete Kohlblätter eignen sich hervorragend für die äußerliche Anwendung. Allerdings ist die Handhabung etwas umständlicher, denn die Fixierung des Breis fällt an vielen Stellen schwerer als die von Blättern.

Die Auflagen vorbereiten

Schneiden Sie den Kohlkopf in so kleine Stücke, dass Sie ihn in der Küchenmaschine pürieren können. Alternativ dazu können Sie die Kohlblätter auch durch den Fleischwolf drehen.
Geben Sie dem Kohlbrei etwas Pflanzenöl bei, sodass er die richtige Konsistenz zum Verstreichen bekommt. Wärmen Sie die Masse etwas an und streichen sie auf ein Leinentuch.

Die Auflage anbringen

Das Leinentuch legen Sie in geeigneter Weise auf die betroffene Stelle und fixieren es am besten mit einem Dreiecktuch. An manchen Stellen benötigen Sie zwei Dreiecktücher, damit das Leinentuch gut und fest sitzt.
Wird der Brei im Bett angewendet, sollten Sie sicherheitshalber den ganzen Verband mit einem großen Handtuch umwickeln, um eine Verunreinigung des Betts mit ausgetretenem Kohlbrei oder -saft zu vermeiden.

Auflagen mit Sauerkraut

Rohes Sauerkraut ist auch für die äußerliche Behandlung geeignet. Geben Sie das leicht angewärmte Kraut auf ein Leinentuch, und fixieren Sie es mit einem Verband.

Massagen mit Kohlöl

Einreibungen und Massagen mit Kohlöl können eine angenehme und praktische Variante zu den Umschlägen und Auflagen darstellen. Es spricht nichts dagegen, Massagen und Einreibungen im Wechsel zu Umschlägen und Auflagen anzuwenden.
Das Kohlöl hat erwärmende und reinigende Eigenschaften, verwenden Sie es bitte nur sparsam.

Kohlöl selbst herstellen

Pressen Sie Kohlsaft aus dunkelgrünen Blättern, und mischen Sie ihn im Verhältnis 1:1 mit kaltgepresstem, extra nativem Olivenöl.

Reiben Sie die betroffene Stelle mit dem Kohlöl ein, oder massieren Sie damit großflächig die Haut.

Dosieren Sie dabei die Menge so, dass Sie das Öl in wenigen Tagen aufbrauchen können, weil es auch im Kühlschrank nur drei Tage haltbar ist. Zur Aufbewahrung füllen Sie das Öl in ein kleines Fläschchen und schütteln den Inhalt gut durch.

Kohl als Zusatz zu Gesichtsmasken

Wussten Sie, dass in den meisten Cremes, die man teuer in der Parfümerie erwirbt, in erster Linie Pflanzenstoffe verarbeitet wurden? Natürlich ist es einfacher, einen Topf aufzuschrauben und sein Gesicht mit der gebrauchsfertigen Creme zu pflegen. Doch direkter und unverfälschter ist es, die Wirkstoffe direkt anzuwenden. Neben Obst, Milch- und Bienenprodukten und Tonerde bietet vor allem saftiges Gemüse der Haut fast alles, was sie braucht.

Was ist eine Maske?

Die unterschiedlichen Inhaltsstoffe verfestigen sich meist auf der Haut, lassen also wenig Luft durch. Sie wirken stark durchblutend, straffen kleine Fältchen und können je nach den Inhaltsstoffen nähren oder beruhigen.

Es gibt für jeden Hauttyp passende Masken. Klären Sie, ob Sie trockene, fettige oder normale Haut haben.

Was bewirkt Kohl?

Die beiden Gesichtsmasken, deren genaue Rezepte Sie im Behandlungsteil finden (Hautunreinheiten, Seite 55) werden unter Verwendung von fein geriebenem Kohlrabi hergestellt. Der hohe Feuchtigkeitsanteil im Kohlrabi ernährt und erfrischt die Haut. Zusätzlich wirken die übrigen Bestandteile pflegend, aufbauend und reinigend.

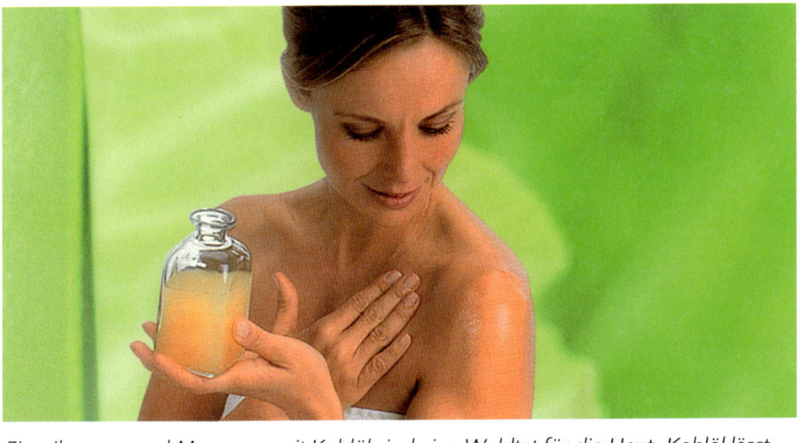

Einreibungen und Massagen mit Kohlöl sind eine Wohltat für die Haut. Kohlöl lässt sich ganz leicht selbst herstellen; allerdings ist es nicht lange haltbar.

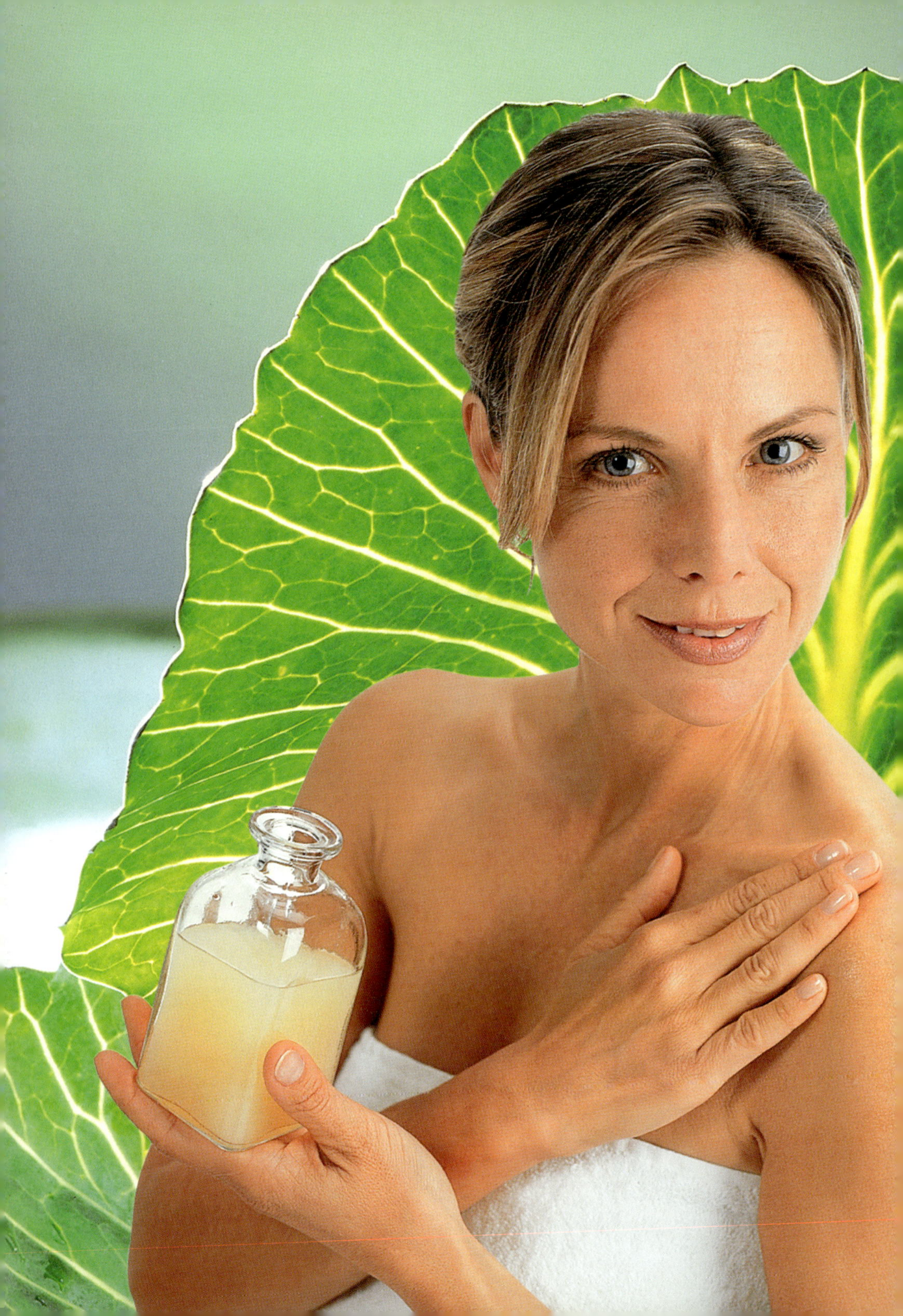

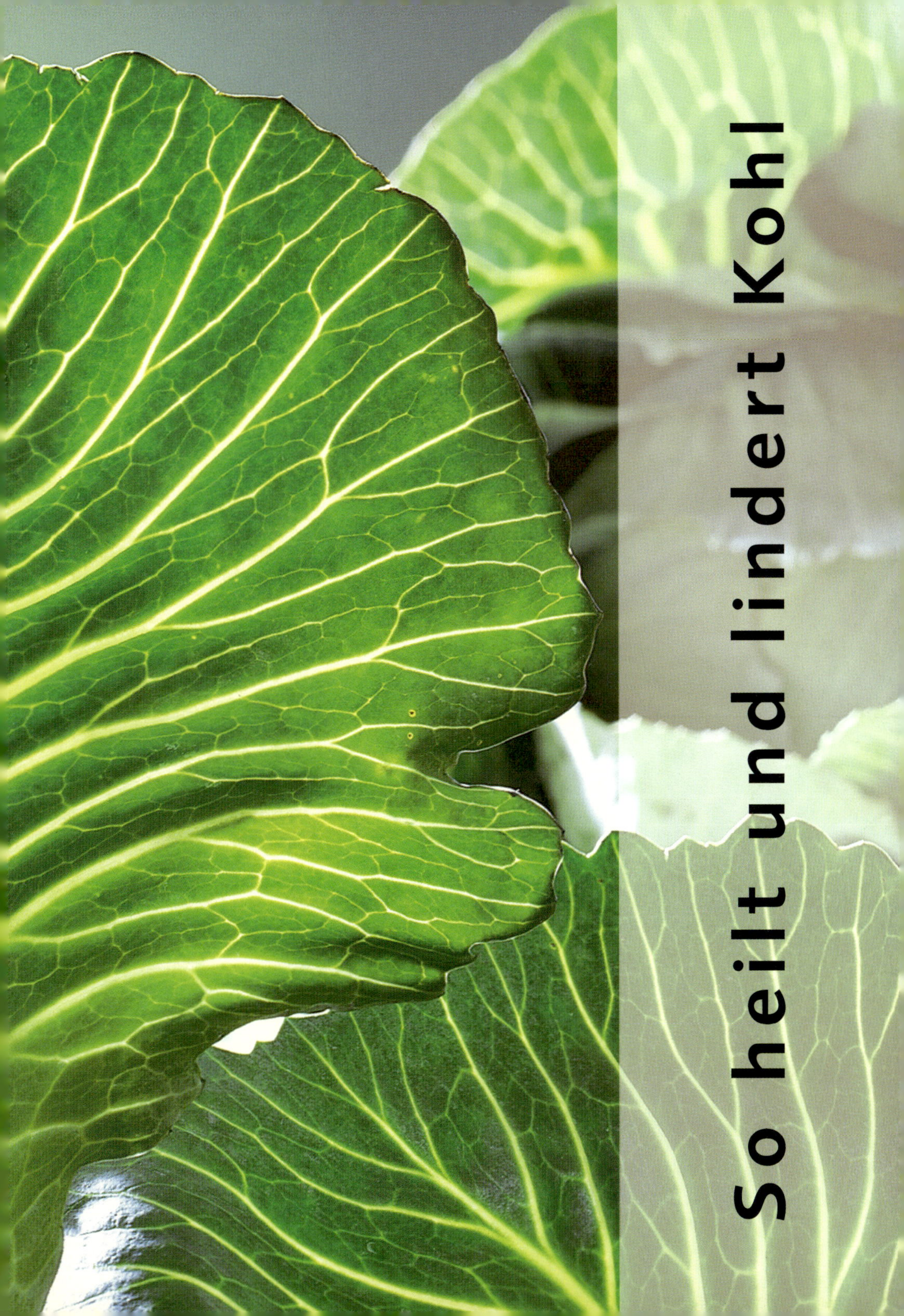
So heilt und lindert Kohl

Altes Wissen neu entdeckt

Beeindruckend lang ist die Liste der Beschwerden und Erkrankungen, bei denen Kohl den Heilungsprozess unterstützt oder Schmerzen lindert. Kohl kann vorbeugend als Teil der Ernährung ebenso gut angewendet werden wie zur Bekämpfung von akuten Beschwerden. Ob er als Saft, Auflage, Umschlag oder Wickel die besten Dienste leistet, ist von der jeweiligen Erkrankung abhängig.

TIPP

Es muss an dieser Stelle noch einmal ausdrücklich darauf hingewiesen werden, dass ungeklärte Beschwerden immer einen Besuch beim Arzt erfordern. Durch die Anwendung von Naturheilmitteln wie Kohl, darf eine vielleicht lebensnotwendige Diagnose und Behandlung niemals verzögert werden!

Abszess

Der Abszess ist eine abgekapselte eitrige Entzündung, die in der Regel durch bakterielle Erreger hervorgerufen wird. Die häufigste Form sind Abszesse der Haut, die durch Schwellungen, Rötungen und klopfende Schmerzen auf sich aufmerksam machen. Kleine Abszesse mit nur mäßiger Entzündung können selbst behandelt werden, wobei die »Reifung« des Abszesses beschleunigt und die Entzündung gelindert werden soll. Hilfreich ist es, den Heilungsprozess durch eine Ernährung, die viel Obst und Rohkost enthält, zu unterstützen.

Heilkraft des Kohls

Bei Abszessen können Weißkohlblätter die Heilung direkt am Ort der Entzündung unterstützen.

Kohlauflagen Wickeln Sie mehrere Schichten der Kohlblätter mit einer elastischen Binde um die betroffenen Stellen, und lassen Sie sie zwei bis drei Stunden einwirken – erneuern Sie den Umschlag etwa alle drei Stunden.

Kohlsaft Trinken Sie zwei bis dreimal täglich in kleinen Schlucken ein Glas frischen Kohlsaft.

Allergien

Allergien sind eine fehlgesteuerte Reaktion des Immunsystems gegenüber körperfremden, aber im Prinzip unschädlichen Substanzen. In Folge der Allergie treten Entzündungen – in der Regel an Haut oder Schleimhäuten – auf. Man unterscheidet folgende Allergie auslösende Stoffe:
Inhalationsallergene, die eingeatmet werden, wie Pflanzenpollen, Hausstaubmilben bzw. deren Kot, Tierhaare, Pilzsporen, Federn, Holz- oder Mehlstaub. Sie verursachen in der Schleimhaut der Atemwege Heuschnupfen (→ Seite 56) und Bronchialasthma. Außerdem kann es zu Rötungen, Schwellungen und Ekzemen auf der Haut kommen.
Ingestionsallergene gelangen mit der Nahrung in den Körper. Häufige Verursacher von allergisch bedingter Verstopfung, Durchfall oder Koliken

sind Beeren, Nüsse, Milch, Korbblütler, Fisch oder Medikamente. Kontaktallergene wie Wolle, Leder, Schmuckmetalle können durch den Kontakt an der entsprechenden Hautstelle Allergien auslösen. Injektionsallergene werden durch einen Stich, einen Biss oder eine Impfung in den Körper gebracht. Hierzu zählen das Gift von Bienen, Wespen, Quallen, Feuerkorallen, Feuerameisen, Seeanemonen sowie Medikamente, Impfstoffe oder Kontrastmittel. Diese Stoffe werden über die Blutbahnen im ganzen Körper verteilt. Sie können lokale Reaktionen auslösen, aber auch allgemeine Reaktionen des ganzen Körpers mit Kreislaufschwäche und Schock. Solche Reaktionen sind sehr gefährlich.

Heilkraft des Kohls

Unter anderem wegen seines hohen Gehalts an Mangan ist sowohl die innere als auch die äußere Anwendung mit Grünkohl im Falle einer Allergie angezeigt.

Kohlöl Bei Kontaktallergien, die sich auf der Haut zeigen, pinseln Sie die betroffenen Stellen mit Kohlöl ein.

Kohlauflage Bei einer Allergie, die sich innerlich auswirkt, stärken Kohlauflagen auf dem Bauch den Körper, entgiften und tragen zur Regulierung der Körperfunktionen bei. Legen Sie die Auflage über Nacht auf den Bauch. Nach Möglichkeit sollte sie zweimal gewechselt werden.

Kohlsaft Trinken Sie zur Vorbeugung und Stärkung zwei bis dreimal täglich in kleinen Schlucken ein Glas frischen Kohlsaft.

Appetitmangel

Unter Appetitmangel versteht man ein schwindendes Bedürfnis nach Nahrungsaufnahme, das sich auch bis zur Appetitlosigkeit steigern kann. Es handelt sich oft um eine vorübergehende Erscheinung, die während oder nach akuten Erkrankungen auftritt. Auch psychische Belastungen können einen Mangel an Appetit hervorrufen. Im Zusammenhang mit anderen Symptomen kann damit aber auch eine ernsthafte Erkrankung signalisiert werden. Gehen Sie bei einer länger andauernden Appetitstörung zum Arzt.

Vorsicht Magersucht! Wenn junge Mädchen behaupten, sie hätten keinen Appetit, machen sie möglicherweise eine heimliche (Null-)Diät.

Heilkraft des Kohls

Grünkohl und Sauerkraut gelten als erstklassige Appetitanreger.

Rohes Sauerkraut Essen Sie vor den Hauptmahlzeiten täglich etwa 50 Gramm rohes Sauerkraut.

Grünkohlsaft Trinken Sie mehrmals täglich in kleinen Schlucken ein Glas frischen Grünkohlsaft.

Arteriosklerose

Bei Arteriosklerose handelt es sich um eine chronische Erkrankung der Arterien, die zu einer Verhärtung und Verdickung der Gefäßwände führt. Die so entstandene Verengung kann bis zum Verschluss des Gefäßes fortschreiten. Ist eine Gehirnarterie betroffen, kann es infolgedessen zu einem Schlaganfall, beim Verschluss eines Herzkranzgefäßes zur koronaren Herzkrankheit bzw. zum Herzinfarkt kommen. Arteriosklerose wird einerseits durch unbeeinflussbare Faktoren verursacht wie erbliche Veranlagung und das zunehmende Lebensalter. Andererseits fördern Fettstoffwechselstörungen mit Erhöhung des LDL-Cholesterins, Verringerung des HDL-Cholesterins und Erhöhung der Triglyceride das Risiko ebenso wie Bluthochdruck oder eine bestehende Zuckerkrankheit. Zigarettenkonsum und Übergewicht sind häufige Auslöser, die eigentlich jeder durch eine gesunde Lebensweise vermeiden könnte.

Bei einer bereits bestehenden Arteriosklerose kann Kohl die unbedingt notwendige ärztliche Behandlung sinnvoll ergänzen.

Nahrungsumstellung

Eine grundlegende Umstellung der Ernährung kann bei wahre Wunder vollbringen und das Arterioskleroserisiko entscheidend verringern. Fettarme Kost mit viel Gemüse senkt die Fettwerte im Blut von astronomischen Höhen auf medizinisch akzeptable Werte. Dabei spielt Kohl eine herausragende Rolle, denn die Glukosinolate mit ihrer cholesterinsenkenden Wirkung – insbesondere in Blumenkohl, Grünkohl, Kohlrabi und Wirsing – sind die idealen Helfer gegen Arteriosklerose.

Heilkraft des Kohls

Vorbeugende Ernährung Nehmen Sie so oft wie möglich als Beilage zu Ihren Mahlzeiten Kohl in den Speiseplan auf.

Kohlsaft Trinken Sie zwei bis dreimal täglich in kleinen Schlucken ein Glas frischen Kohlsaft.

Arthritis

Arthritis ist eine Entzündung an der Innenhaut von Gelenken wie dem Knie. Infolge der Erkrankung beginnt die Innenhaut zu wuchern und stört die Bewegungen. Nach einiger Zeit kommt es zu Schädigungen der Knorpel bis hin zur Zerstörung des Knochens.

Über die Ursache der Erkrankung herrscht noch nicht völlige Gewissheit. Allgemein geht man von einer Störung des Immunsystems aus. Doch können auch bakterielle Infektionen, Übergewicht und psychische Faktoren eine Rolle spielen.

Nicht zuletzt wird die Krankheit offensichtlich auch vererbt.

Heilkraft des Kohls

Die äußere und innere Anwendung von Grünkohl hat sich bei Arthritis bestens bewährt.

Kohlauflagen Rasche Hilfe gegen die Schmerzen bringen Kohlauflagen. Wickeln Sie mehrere Schichten der Kohlblätter mit einer elastischen Binde um die betroffenen Gelenke, und lassen Sie sie zwei bis drei Stunden einwirken.

Kohlsaft Trinken Sie zwei bis dreimal täglich ein Glas frischen Kohlsaft.

Bluthochdruck

Bluthochdruck liegt dann vor, wenn die Blutdruckwerte bei Erwachsenen in Ruhe über 140/90 mmHG liegen. Bluthochdruck ist die Folge eines vermehrten Strömungswiderstands der arteriellen Blutgefäße (→ Arteriosklerose) oder eines erhöhten Herzzeitvolumens zusammen. Oft bleibt die Ursache ungeklärt, aber

begünstigend sind offensichtlich genetische Faktoren, Übergewicht, Ernährungsgewohnheiten, Rauchen, hormonelle Einflüsse und seelische Belastungen.
Bluthochdruck gilt als Risikofaktor für Durchblutungsstörungen des Gehirns (Schlaganfall), für koronare Herzkrankheit und Herzinfarkt sowie Nierenfunktionsstörungen.

Heilkraft des Kohls

Ernährung Die stärksten Blutdruck senkenden Eigenschaften in der Kohlfamilie besitzen Grünkohl und Brokkoli. Bereichern Sie Ihren Speiseplan durch die vielseitigen Rezepte und Rohkost.
Kohlumschläge Platzieren Sie mehrere Grünkohlblätter über Nacht in Schichten auf den Oberbauch (etwa in Magenhöhe), und fixieren Sie diese mit einem geeigneten Verband. Wechseln Sie möglichst zweimal in der Nacht den Umschlag.
Rohes Sauerkraut Essen Sie so oft wie möglich rohes Sauerkraut.

TIPP

Gewichtsreduzierung, salzarme Kost, regelmäßige körperliche Bewegung, Einstellen des Rauchens, Einschränkung von Alkohol und Kaffee sowie Entspannungstechniken sind natürliche Mittel, um den Blutdruck zu senken.

Candida-Infektion

Auch die krankhafte Besiedelung des Darms mit schädlichen Bakterien oder Pilzen kommt relativ häufig vor. Sie stellt eine Belastung des ganzen Immunsystems dar und zieht dementsprechend oft eine erhöhte Infektanfälligkeit und andere chronische Erkrankungen nach sich. Der am häufigsten vertretene Pilz ist dabei Candida albicans.Zur Störung der Darmflora kommt es häufig als Folge einer Darminfektion, manchmal auch nach einer hoch dosierten oder länger andauernden Behandlung mit Antibiotika.

Eine Infektion mit Candida albicans wird oft lange nicht bemerkt. Wenn Sie den Verdacht haben, erkrankt zu sein, sollten Sie unter allen Umständen zum Arzt gehen. Anzeichen sind unter anderem: schlechte Infektabwehr, Gewichtsprobleme und weitere Pilzinfektionen (Fußpilz).

Heilkraft des Kohls

Ernährung Fremde Bakterien und Pilze im Darm werden erfolgreich mit Blumenkohl, aber auch mit Grünkohl bekämpft.
Sauerkraut Für die Erhaltung bzw. Wiedererlangung einer ausgewogenen Darmflora ist Sauerkraut das geeignete Heilmittel der Natur. Denn im Sauerkraut wirkt das für den Darm wohltuende »Plus« der Milchsäuregärung. Essen Sie möglichst oft rohes Sauerkraut für eine umfassende Darmsanierung. Die Sauerkrautrohkost soll außerdem vorbeugend gegen Darmkrebs sein.
Sauerkrautsaft Trinken Sie zur allgemeinen Regeneration des Darms täglich zwei bis drei Gläser Sauerkrautsaft in kleinen Schlucken.

Darmbeschwerden

Erkrankungen des Darms treten in vielfältigen Variationen auf. Die häufigste Darmentzündung ist die akute oder chronische Schleimhautentzündung des Dickdarms. Sie wird meist durch Viren oder Bakterien hervorgerufen. Es tritt neben schweren Bauchkrämpfen in der Regel wässriger, blutiger Durchfall auf.

Eine gesunde Darmflora wehrt Krankheitserreger ab und ist an der Herstellung körpereigener Vitamine beteiligt.

Der unter den Krebsarten nicht seltene Darmkrebs stellt eine sehr schwerwiegende Erkrankung des Darms dar, wobei das Risiko einer Erkrankung mit einer gesunden Ernährung (→ Seite 60) verringert werden kann.

Heilkraft des Kohls

Ernährung Gerade bei Darmbeschwerden ist sowohl zur Vorbeugung als auch zur Bekämpfung von Beschwerden eine kohlreiche Ernährung angezeigt. Alle Kohlsorten sind reich an Glukosinolaten. Bei Darmentzündungen bieten sich vor allem Grünkohl und Blumenkohl an.

Sauerkraut Für die Erhaltung bzw. Wiedererlangung einer ausgewogenen Darmflora ist Sauerkraut das geeignete Mittel. Denn im Sauerkraut wirkt die für den Darm wohltuende Milchsäure. Essen Sie deshalb möglichst oft rohes Sauerkraut für eine umfassende Darmsanierung. Die Sauerkrautrohkost soll außerdem vorbeugend gegen Darmkrebs helfen.

Sauerkrautsaft Trinken Sie zu allgemeinen Regeneration des Darms täglich zwei bis drei Gläser Sauerkrautsaft in kleinen Schlucken.

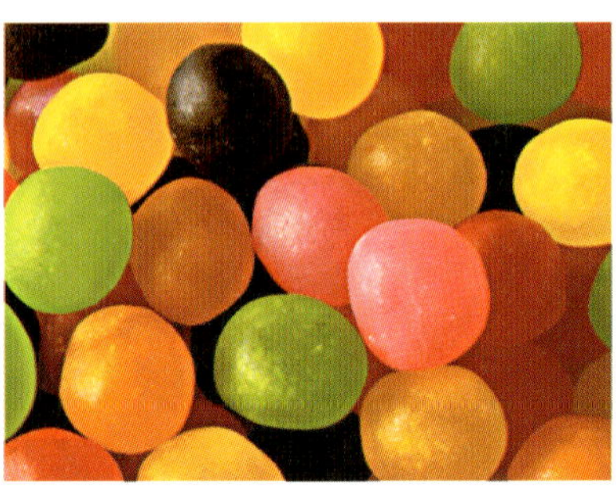

Die meisten von uns essen zu viel Zucker, vor allem Süßigkeiten. Kohl kann helfen, den Blutzuckerspiegel zu regulieren.

Diabetes mellitus

Die so genannte Zuckerkrankheit ist eine chronische Störung des Zuckerstoffwechsels mit einer Erhöhung des Blutzuckerspiegels. Verursacht wird sie durch einen Insulinmangel oder das Unvermögen des Körpers, Insulin richtig zu verwerten. Als Folge des Diabetes treten Schäden an Blutgefäßen und Nervensystem auf, die zu frühzeitigem Herzinfarkt, Schlaganfall, Nierenversagen, Erblindung, Fußamputationen und vielen weiteren Folgeerkrankungen führen.

Heilkraft des Kohls

Ernährung Bei Diabetes mellitus ist sowohl zur Vorbeugung als auch zur Bekämpfung eines zu hohen Blutzuckerspiegels eine kohlreiche Ernährung angezeigt. Besonders wertvoll ist der Grünkohl, denn die blutglukoseregulierenden Eigenschaften der im Grünkohl reichlich vorhandenen Polyphenole senken den Blutzuckerspiegel nachweislich.

Kohlumschläge Platzieren Sie mehrere Grünkohlblätter über Nacht in Schichten auf den Oberbauch (etwa in Magenhöhe), und fixieren Sie diese mit einem geeigneten Ver-

band. Wechseln Sie möglichst zweimal in der Nacht den Umschlag.
Grünkohlsaft Trinken Sie mehrmals täglich in kleinen Schlucken ein Glas frischen Grünkohlsaft.

Durchblutungsstörungen

Ist die Versorgung mit arteriellem oder venösem Blut in einem Körperbereich herabgesetzt, gelangt zu wenig Sauerstoff in die betreffenden Bereiche. Man unterscheidet koronare (Herz), zerebrale (Gehirn) und periphere (Arme und Beine) Durchblutungsstörungen. Je nach Dauer und Ausmaß kann es als Folge der eingeschränkten Blutzufuhr zu schweren Schäden kommen wie Herzinfarkt, Schlaganfall oder Raucherbein. Als Risikogruppen gelten Raucher, Diabetiker, Menschen mit Bluthochdruck oder mit erhöhten Blutfettwerten.

Heilkraft des Kohls

Mit Sauerkraut und Wirsing verfügen Sie über ein natürliches Mittel gegen Durchblutungsstörungen.
Sauerkrautsaft Trinken Sie täglich zwei bis drei Gläser Sauerkrautsaft in kleinen Schlucken.
Wirsing als Rohkost In der Regel wird bei uns Wirsing gekocht auf den Tisch gebracht. Wirksamer ist er jedoch als Rohkost – probieren Sie ihn einmal als Salat mit einem leckerleichten Jogurt-Zitronen-Dressing.

Entschlackung

Im Lauf des Lebens lagert der Organismus trotz der Arbeit der Ausscheidungsorgane (Magen, Darm, Nieren, Leber, Haut) Schlackenstoffe ab.

Entscheidend für die Bewertung des Cholesterinspiegels ist nicht der Gesamtcholesterinwert, sondern die Höhe von LDL- und HDL-Cholesterin. Der Wert des LDL-Cholesterin sollte bei einem gesunden Menschen nicht über 130 mg/dl erhöht sein, der von HDL-Cholesterin nicht unter 40 mg/dl sinken. Mit einer generell fettarmen Ernährung kann in den meisten Fällen ein medizinisch akzeptabler Wert erreicht werden. Dabei muss der Gesamtcholesteringehalt der Lebensmittel nicht unbedingt niedrig sein, denn bei der Aufnahme von zu wenig Gesamtcholesterin würde man auch das gesundheitlich nützliche HDL-Cholesterin senken.

Diese oft als »Giftstoffe« bezeichneten Rückstände des Stoffwechsels entstehen bei dem Umbau der Nahrungsmittel und bleiben vor allem im Darm liegen. Mit der Sauerkraftsaft-Kur, die man etwa 5 Tage lang vor allem im Frühjahr regelmäßig durchführen sollte, wird der Darm bestens gereinigt.

Heilkraft des Kohls

Sauerkraftsaft Dreimal täglich ein Gläschen Sauerkrautsaft hat abführende Wirkung. Ob Sie den Saft lieber selbst herstellen oder die trinkfertige Zubereitung aus der Apotheke nehmen, macht in der Wirkung keinen Unterschied.

Fettstoffwechselstörungen

Besteht eine Fettstoffwechselstörung, so speichert der Körper in krankhafter Weise Fett und fettähnliche Substanzen in unterschiedlichen Organen. Die häufigste Form der Fettstoffwechselstörung ist die Erhöhung des Cholesterinspiegels, also die Erhöhung des an Bluteiweiße gebundenen Cholesterins. Ein hoher Cholesterinspiegel zieht häufig Arteriosklerose und deren Folgekrankheiten nach sich wie Herzinfarkt, Schlaganfall und arterielle Verschlusskrankheit.

Heilkraft des Kohls

Die Milchsäuregärung macht es möglich – mit dem häufigen Verzehr von Sauerkraut unterstützen Sie Ihren Gallensäurestoffwechsel, der den Gehalt an Triglyceriden und Cholesterin im Blut ausgleicht.

Sauerkrautsaft Trinken Sie täglich zwei bis drei Gläser Sauerkrautsaft in kleinen Schlucken.

Rohes Sauerkraut Essen Sie möglichst oft rohes Sauerkraut.

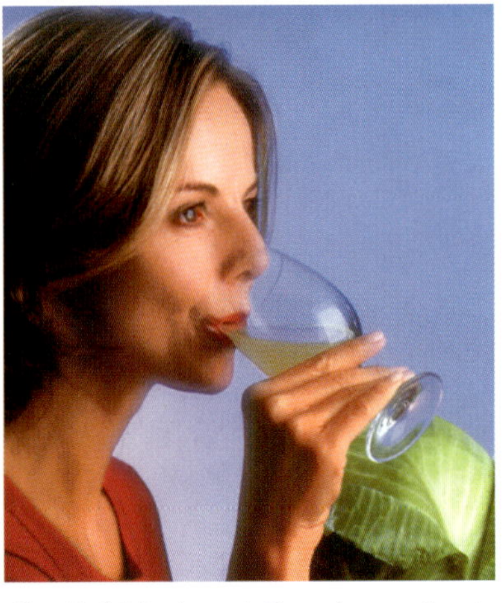

Eine Frühjahrskur mit Sauerkrautsaft entschlackt und bringt neue Energie, wenn die Tage wieder länger werden.

Frühjahrsmüdigkeit

Wer kennt es nicht: Wenn die Tage länger werden und die Sonne mit neuer Kraft scheint, fühlt man sich schlapp und ohne Energie. Dieser Zustand von Müdigkeit ist keine bedenkliche Reaktion des Körpers. Es ist vielmehr so, dass der Mensch in den Wintermonaten versucht, Energie zu sparen. Wir bewegen uns weniger, sind weniger im Freien und insgesamt oft weniger aktiv. Kommt der Frühling, merkt man plötzlich, dass der Lebensrhythmus der vergangenen Monate nicht mehr in die neue Jahreszeit passt.

Heilkraft des Kohls

Kohlrabirohkost Zu den ersten Gemüsen, die im neuen Jahr gepflanzt und geerntet wurden, gehört der nährstoffreiche Kohlrabi. Sie erhalten ihn ab April bereits frisch aus neuer Ernte. Gönnen Sie sich den zarten Kohlgeschmack als Rohkost. Sehr schmackhaft ist folgender Mix: Karotten, Kohlrabi, Stangensellerie zu einem würzigen Jogurtdipp mit Kräutern oder mit Gorgonzola.

Sauerkrautsaft Dreimal täglich ein Gläschen Sauerkrautsaft steigert die Energie. Ob Sie den Saft lieber selbst herstellen oder die trinkfertige Zubereitung aus der Apotheke nehmen, macht in der Wirkung keinen Unterschied.

Gallenbeschwerden

Schmerzen im rechten Oberbauch und Rücken verbunden mit Verdauungsbeschwerden und Blähungen können ein Symptom für eine Entzündung oder Infektion der Gallenblase sein. Suchen Sie bei solchen Beschwerden baldmöglichst Ihren Hausarzt auf. Die Ursache für Beschwerden mit der Gallenblase ist in der Regel eine zu fette und zu reichhaltige Ernährung. Aufgrund falscher Essgewohnheiten, eines Übermaßes an Alkohol und Süßigkeiten, enthält die Gallenflüssigkeit zu viel Cholesterin, wodurch sich Gallensteine bilden können. Auch erbliche Veranlagung, psychische Belastungen sowie Fettleibigkeit können für einen gestörten Gallenfluss verantwortlich sein.

Heilkraft des Kohls

Ernährung Blumenkohl, Kohlrabi, Grünkohl und Wirsing sind die Mittel der Wahl bei Gallenbeschwerden. Aber auch rohes Sauerkraut leistet hilfreiche Dienste, weil die Milchsäurebakterien den Gallensäurestoffwechsel positiv beeinflussen.

Kohlblattauflage Legen Sie die Kohlblätter auf die schmerzenden Bereiche des Bauches auf, und fixieren Sie sie mit einem großen Handtuch, das Sie ganz um den Körper wickeln. Diese Anwendung sollten Sie zu jeder Tages- und Nachtzeit möglichst oft durchführen, bis die Schmerzen abgeklungen sind.

Rohes Sauerkraut Essen Sie jeden Abend etwa 150 Gramm rohes Sauerkraut.

Kohlsaftkur Trinken Sie zur Vorbeugung täglich ein Glas frischen Kohlsaft.

TIPP

Nicht nur bei der Bekämpfung der Gallenbeschwerden sind Sie mit Kohl gut beraten, sondern auch der vorbeugende Verzehr dieser Kohlsorten hilft, indem wegen der cholesterinsenkenden Wirkung die Bildung von Gallensteinen erschwert wird.

Gicht

Gicht gilt als Form der rheumatischen Erkrankungen und tritt meist schubweise mit schmerzhaften Gelenkentzündungen auf, die durch Ablage-

Purine

Als Gichtauslöser gilt unter anderem eine ungesunde Ernährung. Zu viel fettes Fleisch, zu viel Alkohol und Übergewicht scheinen das Gichtrisiko zu verstärken. Alle Nahrungsmittel mit einem hohen Puringehalt erhöhen den Harnsäuregehalt des Blutes. Dazu zählen neben Fleisch, Wurst und Innereien auch bestimmte Fische (Heringe, Sardellen, Ölsardinen), Hülsenfrüchte aller Art, Mayonnaise, Pilze, Spinat, Blumenkohl, Spargel, scharfe Gewürze und Alkohol. Wer erblich vorbelastet ist, sollte ganz besonders auf seine Ernährung achten und Übergewicht vermeiden.

rungen von Harnsäurekristallen infolge eines gestörten Purinstoffwechsels hervorgerufen werden. Die Erkrankung tritt familiär gehäuft auf, doch erst eine purinreiche Nahrung macht den Ausbruch in hohem Maße wahrscheinlich. Zudem sind Menschen, die unter Übergewicht, Fettstoffwechselstörungen, Diabetes mellitus, Nierenfunktionsstörungen oder Bluthochdruck leiden, ganz besonders gefährdet, an Gicht zu erkranken.

Heilkraft des Kohls

Ernährung Mit einer Änderung der Ernährungsgewohnheiten können die Beschwerden deutlich gemildert werden: Eine fett- und purinarme, ausgewogene Kost sowie eine ausreichende Flüssigkeitszufuhr sind dazu notwendig.
Sowohl äußerlich als auch innerlich bieten alle Kohlarten die ideale Ergänzung zur Behandlung von Gicht.
Blumenkohl Die positive Wirkung von Blumenkohl bei rheumatischen Erkrankungen ist seit langem bekannt. Es empfiehlt sich auch bei Gicht, häufig Blumenkohl-Gerichte auf den Tisch zu bringen.
Sauerkrautsaft Sauerkraut unterstützt den Organismus, Harnsäure auszuscheiden. Trinken Sie täglich zwei bis drei Gläser Sauerkrautsaft in kleinen Schlucken.
Rohes Sauerkraut Essen Sie möglichst oft rohes Sauerkraut.

Grippale Infekte

Grippale Infekte sind akute Infektionen der Atemwege, die vor allem in der feuchtkalten Jahreszeit auftreten. Meist rufen Viren die Erkrankung hervor, die durch Tröpfcheninfektion verbreitet werden. Es kommt zu einer Entzündung der Schleimhäute und zu Schnupfen. Begleitend treten meist Halsschmerzen, eventuell auch Husten und erhöhte Temperatur auf. Vor allem in der Anfangsphase hat der Erkrankte oft Kopf- und Gliederschmerzen.

TIPP

Bei einer Erkältung ist der Bedarf des Körpers an Vitamin C stark erhöht. Zitronensaft, Physalis und Vitamin-C-haltige Präparate haben vorbeugende Wirkung und können im akuten Fall die Symptome rasch bessern.

Heilkraft des Kohls

Ernährung Alle Kohlarten weisen einen relativ hohen Gehalt an Vitamin C auf. Deshalb empfiehlt es sich, in den raueren Jahreszeiten viel frischen Kohl auf den Tisch zu bringen. Rosenkohl, Grünkohl und Brokkoli sind die wahren Vitamin-C-Bomben, die ein Mehrfaches des Tagesbedarfs an Vitamin C liefern. Setzen Sie sie am besten bissfest gegart auf Ihren Speiseplan.
Grünkohlsaft Trinken Sie zusätzlich mehrmals am Tag in kleinen Schlucken ein Glas frischen Grünkohlsaft.

Hautunreinheiten

Auch normale Haut und Mischhaut kann ihre kleinen Probleme haben. Typische Zonen, an denen Unreinheiten und Probleme auftauchen, sind die T-Zone (Stirn, Nase, Kinn):

Hier neigt die Haut zu verstärkter Fettbildung. Und selbst im besten Alter, wenn der Hormonspiegel stabil ist, kann hier hin und wieder ein Pickel aufblühen.

Heilkraft des Kohls

Kohlrabi-Maske 30 g frisch geriebenen Kohlrabi mit 10 g Mandelkleie und 20 g Agar-Agar-Pulver verrühren, bis die Masse eindickt. Großzügig auf die Haut auftragen, 10 Minuten einwirken lassen.

Erfrischende Kohrabi-Sahne-Maske Diese Maske erfrischt und regeneriert normale und fettige Haut. 30 g frisch geriebenen Kohlrabi mit 4 EL Quark und 1 EL Magerjogurt cremig rühren. Auf das Gesicht streichen und eine halbe Stunde einwirken lassen. Nehmen Sie die Maske anschließend mit viel lauwarmem Wasser ab.

Herpes

Herpes ist eine durch Herpes-simplex-Viren hervorgerufene Erkrankung, bei der sich an den Lippen oder im Genitalbereich Bläschen bilden. Beim Lippenherpes können auch Kinn, Wangen, Augen, Nase und Nasenhöhlen befallen werden. Häufig über Nacht entsteht ein linsen- bis bohnengroßer Entzündungsherd oder auch mehrere Herde, die verstreut sind oder ineinander übergehen und Spannungsgefühl sowie Juckreiz verursachen.

Beim Genitalherpes tritt die Infektion an den Schleimhäuten der Geschlechtsorgane auf – bei der Frau meist in und um die Scheide oder am Gebärmutterhals, beim Mann auf dem Penis. Die häufigsten Symptome sind Juckreiz, Kribbeln, Hautrötung und Wundsein.

Heilkraft des Kohls

Die innere und äußere Anwendung von Grünkohl hat sich seit langem bewährt.

Grünkohlsaft Betupfen Sie die betroffenen Stellen mehrmals täglich mit frisch gepresstem Grünkohlsaft. Unterstützen Sie die äußerliche Anwendung von innen: Trinken Sie zwei- bis dreimal täglich ein Glas frisch gepressten Grünkohlsaft in kleinen Schlucken.

Herzerkrankungen darf man nie auf die leichte Schulter nehmen. Wenn Sie den Verdacht haben, dass mit Ihrem Herzen etwas nicht stimmt, sollten Sie so früh wie möglich den Facharzt aufsuchen. Die Behandlungsmöglichkeiten sind heute sehr gut.

Herzerkrankungen

Die koronare Herzerkrankung beruht meist auf einer durch Arteriosklerose bedingten krankhaften Verengung der Herzkranzgefäße. Dadurch entsteht eine Unterversorgung der Herzmuskels mit Blut und Sauerstoff, und es kommt beim weiteren Fortschreiten der Erkrankung häufig zu Angina pectoris, einer mangelnden Durchblutung des Herzmuskels.

Herzjagen und Herzrhythmusstörungen können organische oder funktionelle Ursachen haben. Es sind von der Norm abweichende und unregelmäßige Herzschlagfrequenzen, die zu Erschöpfungszuständen, Müdigkeit, Schwindelgefühlen, Ohnmacht, Atemnot und Schweißausbrüchen führen können.

TIPP

Nur begleitend zu den medizinischen Behandlungen dürfen bei Herzbeschwerden naturheilkundliche Therapien zur Anwendung kommen! Denn die Verzögerung einer umfassenden Diagnose durch Selbstbehandlung kann lebensgefährlich sein.

Heilkraft des Kohls
Bei Herzbeschwerden, die vom Arzt als nicht bedrohlich eingeschätzt werden, können die Heilwirkungen des Kohls zusätzlich heilend und helfend wirken.

Kohlumschläge Legen Sie bei Beschwerden mehrere Grünkohlblätter in Schichten auf die Herzgegend, und fixieren Sie die Blätter mit einem geeigneten Verband. Wechseln Sie die Kohlblätter alle zwei bis drei Stunden.

Ölmassage Reiben Sie mehrmals täglich etwa 10 Minuten lang die Herzgegend behutsam mit Kohlöl ein.

Kohlsaft Trinken Sie zur Unterstützung der anderen Kohlanwendungen mehrmals täglich frisch gepressten Kohlsaft in kleinen Schlucken.

Sauerkraut Sauerkraut aktiviert das Immunsystem und macht es auch gegen Stress widerstandsfähiger, der einer der wichtigsten Risikofaktoren für Herzpatienten ist. Essen Sie oft rohes Sauerkraut und machen Sie es auch gekocht zu einem festen Bestandteil Ihres Speiseplans.

Heuschnupfen

Heuschnupfen ist eine durch Blütenpollen ausgelöste Allergie (→ Seite 46), die auftritt, sobald die allergieauslösenden Pollen während der Blütezeit herumfliegen und eingeatmet werden. Setzen sie sich auf die Augenschleimhäute, rufen sie Niesanfälle, Fließschnupfen und entzündete Augen hervor.

Herzeleid und Kummer

Sehr häufig wirken sich Angst und Depressionen direkt auf das Herz aus. Unter Stress und psychischem Druck stellen betroffene Menschen fest, dass das Herz nicht mehr schlägt wie gewohnt. Sie leiden unter anfallsartig auftretenden Brustschmerzen, unter Herzrasen oder auch unter unregelmäßigem Herzschlag. Gehen Sie auch bei solchen funktionellen Herzbeschwerden sicherheitshalber zum Arzt, vor allem, wenn diese Anzeichen länger als ein paar Tage auftreten oder wenn sie sich verstärken. Ganz wichtig ist es in solchen Fällen, die innere Ruhe wieder zu finden. Entspannungstechniken wie Atemübungen, Yoga, Feldenkrais und andere Körpertherapien wirken oft Wunder.

Heilkraft des Kohls
Grünkohl, aber auch Brokkoli, hilft Heuschnupfen und seine lästigen Symptome zu mildern.

Grünkohlauflage Legen Sie eine Grünkohlauflage auf den Oberbauch, die dort über die Nacht verbleiben sollte. Nach Möglichkeit sollte sie zweimal gewechselt werden. Der Grünkohl hilft, den Körper zu entgiften, und kräftigt ihn gleichzeitig.

Kohlsaft Trinken Sie zwei bis dreimal täglich in kleinen Schlucken ein Glas frischen Grünkohlsaft.

Brokkoli roh oder gegart Das inzwischen auch bei uns sehr beliebte Gemüse schmeckt lecker als Rohkost und als bissfest gegartes Gemüse (→ Seite 77).

Immunschwäche

Unter dem Begriff »Immunsystem« werden alle Organe und Funktionen des Körpers zusammengefasst, die das körpereigene Abwehrsystem bilden. Das Immunsystem ist verantwortlich für sämtliche angeborenen oder erworbenen Abwehrmechanismen, mit denen sich der Körper vor Krankheitserregern und anderen körperfremden Substanzen schützt. Auch die Wundheilung sowie die Beseitigung abgestorbener Zellen gehören zum Aufgabenbereich des Immunsystems. Ist es geschwächt, können sich Krankheitskeime mehr oder weniger ungestört vermehren, und die Infektanfälligkeit wird erhöht. Die Folge sind neben häufigen Infekten und chronischen Entzündungen vor allem Leistungsschwäche, Mattigkeit, Erschöpfung und Fieber.

Heilkraft des Kohls
Kohlreiche Ernährung im Winter
Weil alle Kohlarten einen relativ hohen Gehalt an Vitamin C aufweisen, empfiehlt es sich, in den raueren Jahreszeiten, in denen das Immunsystem viel zu tun hat und Obst relativ teuer ist, viel frischen Kohl auf den Tisch zu bringen. Rosenkohl, Grünkohl und Brokkoli sind die wahren Vitamin-C-Bomben in der Kohlfamilie, die ein Mehrfaches des Tagesbedarfs an Vitamin C liefern.

Probieren Sie auch aus, wie Ihr Organismus auf die klassischen Abhärtungsmethoden anspricht: Tautreten, kalte Waschungen, Bürstenmassagen, Gymnastik am offenen Fenster …

Grünkohlsaft Trinken Sie mehrmals täglich in kleinen Schlucken ein Glas frischen Grünkohlsaft.

Wirsingsuppe Essen Sie mehrmals in der Woche einen Teller Wirsingkohlsuppe.

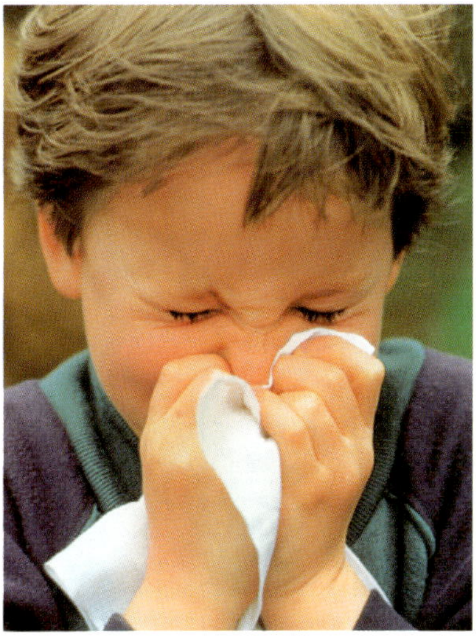

Wer häufig unter Infektionskrankheiten leidet, sollte sein Immunsystem mit einer kohlreichen Ernährung unterstützen.

Impotenz

Unter Impotenz versteht man die Zeugungsunfähigkeit des Mannes. Sie wird in den häufigsten Fällen durch eine Erektionsstörung – also durch das Fehlen oder eine unzureichende Versteifung des Penis trotz sexueller Erregung –, verursacht. Oft sind psychische Ursachen für eine Erektionsstörung verantwortlich. Vor allem Stress und berufliche Belastung, aber auch Versagensangst oder tiefere Probleme in der Partnerschaft können den Mann so belasten, dass sein Körper nicht mehr »mitspielt«. Natürlich kommen auch physische Ursachen in Frage: Bluthochdruck, Arteriosklerose, Diabetes mellitus sowie ein Mangel an männlichen Geschlechtshormonen bzw. eine Unter- oder Überfunktion der Schilddrüse hemmen die Erektionsfähigkeit. Selbst die Einnahme von Medikamenten oder übermäßiger Alkohol- und Nikotingenuss kann die Erektionsfähigkeit beeinträchtigen. Nicht selten kommt es vor, dass trotz Erektionsfähigkeit eine Befruchtung nicht zustande kommt, weil die Samenzellen nicht (mehr) in der Lage sind, den beschwerlichen Weg zum befruchtungsbereiten Ei schnell genug zurückzulegen. Auch fehlende Samenzellen können eine Befruchtung unmöglich machen.

Stecken Probleme in der Partnerschaft hinter der »Impotenz«, lohnt sich ein klärendes Gespräch – oder der Gang in eine Paartherapie.

Heilkraft des Kohls

Bei Fruchtbarkeitsstörungen des Mannes soll Wirsing mit seinem besonders hohen Gehalt an Vitamin E helfen, die Samenzellen fit für die Befruchtung zu machen.

Ernährung In der Regel wird bei uns Wirsing gekocht auf den Tisch gebracht. Wirksamer ist er jedoch als Rohkost – es lässt sich aus den fein geschnittenen Blättern ein besonders wohlschmeckender Salat bereiten. Wirsingsaft ist dagegen sehr herb.

Jodmangelerkrankungen

Die häufigste Gesundheitsstörung, die durch Jodmangel hervorgerufen wird, ist die Schilddrüsenvergrößerung. Aufgrund des Jodmangels werden in der Schilddrüse Wachstumsfaktoren freigesetzt, die zur Vergrößerung des Organs führen (Kropf). Einen sicheren Schutz vor dieser Erkrankung stellt die ausreichende Versorgung mit Jod von Kindesbeinen an dar.

Heilkraft des Kohls

Sauerkraut und Brokkoli sind die besten Mittel, um einem Jodmangel abzuhelfen, denn mit 15 μg (Brokkoli) und 12,5 μg Jod (Sauerkraut) zählen sie zu den Gemüsearten mit dem höchsten Jodanteil.

Sauerkrautsaft Trinken Sie täglich zwei bis drei Gläser Sauerkrautsaft in kleinen Schlucken.

Rohes Sauerkraut Essen Sie möglichst oft rohes Sauerkraut – vielleicht können Sie es ja häufig als wohlschmeckende Vorspeise einplanen.

Brokkoli roh oder gegart Das inzwischen auch bei uns sehr beliebte Gemüse schmeckt als Rohkost in bunten Salaten und als bissfest gegartes Gemüse (→ Seite 77).

Konzentrationsstörungen

Haben Sie Schwierigkeiten, über eine längere Zeit gedanklich bei einer bestimmten Sache zu bleiben? Dann leiden Sie unter einer Konzentrationsstörung. Nervosität, Stress, Alkoholkonsum, zunehmendes Alter, aber auch Erkrankungen des zentralen Nervensystems können bei Erwachsenen für Konzentrationsstörungen verantwortlich sein.

Heilkraft des Kohls

Ernährung Grünkohl und Sauerkraut sollen die Leistungsfähigkeit des Gehirns positiv beeinflussen können. Nehmen Sie die beiden Kohlsorten so häufig wie möglich in Ihren Speiseplan auf, sowohl als Rohkost als auch in gekochter Form.

Bei Schulkindern nehmen Probleme mit der Konzentration rapide zu und führen zu einer Lernschwäche, die jedoch in keinem Zusammenhang mit der echten Legasthenie, der angeborenen Lese- und Schreibschwäche, zu sehen ist. Die Konzentrationsstörungen bei unseren Schulkindern sind auf eine Reizüberflutung zurückzuführen. Als Auslöser kommen familiäre Schwierigkeiten, zu langes Fernsehen und mangelndes Üben einer Beschäftigung wie Malen, Zeichnen, Spielen usw. in Frage.

Grünkohlsaft Trinken Sie mehrmals täglich in kleinen Schlucken ein Glas frischen Grünkohlsaft.

Sauerkrautsaft Trinken Sie täglich zwei bis drei Gläser Sauerkrautsaft in kleinen Schlucken.

Rohes Sauerkraut Essen Sie möglichst oft rohes Sauerkraut. Probieren Sie es als wohlschmeckende Vorspeise oder als kleinen Snack.

Kopfschmerzen

Kopfschmerzen quälen uns in vielfältiger Form: Es gibt dumpfe, pochende, ziehende, stechende oder bohrende Schmerzen. Manchmal verschwinden sie ebenso rasch, wie sie gekommen sind – dann wieder steigern sie sich allmählich. Sie können blitzartig auftreten, in Intervallen kommen und gehen. Kopfschmerzen können an einer Stelle permanent bestehen oder im Wechsel mit anderen Stellen vorkommen.

Lassen Sie die Ursachen vom Arzt abklären. Vorsicht, wenn Schmerzen mit hohem Fieber und Nackensteifigkeit auftreten: Gefahr der Gehirnhautentzündung.

Heilkraft des Kohls

Das im Grünkohl in reichlicher Menge (3,1 mg) enthaltene Niazin (Vitamin B3) kann einen Mangel dieses Vitamins, der zu Kopfschmerzen führen kann, gut ausgleichen.

Grünkohlauflagen Legen Sie mehrere klein geschnittene Grünkohlblätter in mehreren überlappenden Schichten etwa zwei Stunden auf die Stirn, fixieren Sie die Blätter mit einem Kopfverband, und ruhen Sie sich aus.

Kopfschmerzen und Migräne

Kopfschmerzen können als Begleiterscheinung von fieberhaften Infektionskrankheiten, Herz- und Gefäß-Erkrankungen oder Stoffwechselstörungen bzw. Erkrankungen an Augen, Ohren, Zähnen, Kiefer und Stirnhöhle sowie durch eine Verletzung (beispielsweise Gehirnerschütterung, Schädelhirntrauma, Schleudertrauma) hervorgerufen werden. Ebenso können psychische Anspannung oder äußere Faktoren, wie z.B. Klimawechsel oder Wetterumschwung, Kopfschmerzen auslösen.
Die Ursachen der echten Migräne sind noch nicht gänzlich erforscht. Möglicherweise spielen Allergien eine Rolle. Sicher ist nur, dass die Veranlagung vererbt werden kann.

Grünkohlwickel Ein Grünkohlwickel, der auf den Nacken aufgelegt wird, hat sich gut bewährt.

Krebsvorbeugung

Krebs ist der Oberbegriff für alle bösartigen Erkrankungen, für die eine unkontrollierte Vermehrung entarteter Zellen die Ursache ist. Diese Zellen zerstören das umliegende Gewebe und – durch die Bildung von Tochtergeschwülsten – auch Organe und Gewebe, die weit vom Ursprungsgewebe entfernt liegen. Die Heilungsaussichten sind von der Krebsart, dem Entstehungsort, der Ausbreitung sowie dem Zeitpunkt der Diagnose bzw. des Therapiebeginns abhängig. Auch spielen das Alter und der individuelle Gesundheitszustand eine Rolle.
Als eine der besten Möglichkeiten, Krebserkrankungen vorzubeugen, ist eine gesunde und ausgewogene Ernährung anerkannt.

Heilkraft des Kohls

Allen Kohlarten wird eine antikanzerogene (krebsverhindernde) Wirkung nachgesagt. Insbesondere Grünkohl, Blumenkohl, Brokkoli, Kohlrabi und Wirsing sind in der Lage, vorbeugend wirksam zu sein.
Ernährung Bringen Sie, um dieser tückischen Erkrankung möglichst vorzubeugen, häufig Kohlgerichte auf den Tisch. Dabei sollten Sie den Kohl lieber im Salat oder als marinierte Vorspeise zu sich nehmen.
Kohlsaft Trinken Sie mehrmals täglich ein Glas Kohlsaft, den Sie aus den Blättern der dunkelgrünen Kohlsorten gewinnen sollten.
Blumenkohl Eine Sonderstellung nimmt der Blumenkohl ein. Wegen seines außergewöhnlich hohen Gehalts an Glukosinolaten (41 mg in 100 Gramm Rohgemüse) steht dieser Kohl im Ruf, insbesondere gegen Brustkrebs eine vorbeugende Wirkung zu besitzen.

Nesselsucht

Zur Nesselsucht gehören juckende, gerötete und erhabene Hautveränderungen (Quaddeln), die überall am Körper auftreten können. Je nach Verlauf unterscheidet man zwischen einer akuten Nesselsucht, die bis zu sechs Wochen andauern kann, und einer chronischen Form. Bei ausgeprägter Nesselsucht kann es zu einem (allergischen) Schock kommen. Eine Nesselsucht kann viele Ursachen haben: physikalische Auslöser (beispielsweise Temperaturänderung, Anstrengung oder Kontakt mit Wasser), Medikamente, Nahrungsmittel oder Zusatzstoffe, die häufig in Lebensmitteln enthalten sind, akute oder chronische bakterielle Infekte, aber auch Parasitenbefall und psychische Faktoren (wie Stress oder Depressionen). Die Suche nach der Ursache hat sich meist als sehr schwierig erwiesen, besonders wenn eine seelische Beteiligung vorliegt.

Heilkraft des Kohls

Auf den »Alleskönner« Grünkohl ist auch bei Nesselsucht Verlass.

Grünkohlsaft Betupfen Sie die betroffenen Stellen mehrmals täglich mit frisch gepresstem Grünkohlsaft. Sie unterstützen die äußerliche Anwendung, wenn Sie zwei- bis dreimal täglich ein Glas frisch gepressten Grünkohlsaft in kleinen Schlucken trinken.

Grünkohlsaft ist eine Substanz, auf die bisher keine allergischen Reaktionen bekannt geworden sind. Er hilft auf natürliche Weise, das Immunsystem zu stärken.

Neurodermitis

Neurodermitis ist eine chronische Entzündung der Haut, die ein sehr vielgestaltiges Krankheitsbild mit unterschiedlichen akuten bis chronischen Stadien zeigt. Bei Neurodermitis vermindert die Haut die Talgproduktion – trockene, sich häufig schuppende gerötete Haut, eine Vergröberung des Hautbildes und

Ursachen der Neurodermitis

Die genaue Ursache dieser schwierig zu behandelnden Erkrankung ist bis heute nicht geklärt. Gesichert ist, dass eine erbliche Veranlagung besteht und dass für den Ausbruch und Verlauf der Erkrankung meist äußere Einflüsse verantwortlich sind. Neben dem Klima und allergenreicher Luft (Staub, Pollen) kommen Reinigungs- oder Desinfektionsmittel, aber auch Infektionen sowie psychische Belastung und Stress als Auslöser in Betracht. Wichtigstes Instrument für die Vorbeugung und Behandlung der Neurodermitis: Meiden Sie die Auslöserfaktoren – soweit sie bekannt sind. Außerdem hilft eine sorgfältige Pflege der Haut, sich zu entspannen und zu regenerieren.

die Verdickung der Haut sind die Folgen. Meist jucken diese Stellen heftig. Die Krankheit verläuft häufig in Schüben – dazwischen liegen Phasen, in denen es den Betroffenen deutlich besser geht. Zwischendurch kann die Neurodermitis sogar vollständig verschwinden.

Neurodermitis gibt sich schon bei Säuglingen am Milchschorf zu erkennen. Erst später entwickelt sich das typische Beugeekzem (Ellenbeugen, Handgelenke, Kniekehlen).

Heilkraft des Kohls

Es hat sich bewährt, die betroffenen Hautstellen als Teil der geforderten sorgfältigen Hautpflege mit Grünkohl zu behandeln

Kohlöl Pinseln Sie die betroffenen Stellen mit Kohlöl ein.

Kohlauflage Bei Neurodermitis mit ihren vielfältigen »inneren« Ursachen, ist zur Stärkung und Entgiftung des Körpers sowie zur Regulierung der Körperfunktionen eine Kohlauflage auf dem Bauch angebracht, die über die Nacht dort verbleiben sollte. Nach Möglichkeit sollte sie zweimal gewechselt werden.

Kohlsaft Trinken Sie zwei bis dreimal täglich in kleinen Schlucken ein Glas frischen Kohlsaft.

Osteoporose

Osteoporose ist eine gefürchtete Skeletterkrankung, die zu einer Verminderung der Knochenmasse und zu erhöhter Brüchigkeit der Knochen führt. Bei der Altersosteoporose, der weitaus häufigsten Form der Erkrankung, unterscheidet man zwischen der postmenopausalen Osteoporose, die bei Frauen nach den Wechseljahren auftritt, sowie der senilen Osteoporose, die Männer und Frauen Anfang des achten Jahrzehnts im Verhältnis 1:2 betrifft.

Wichtig sind die vorbeugenden Maßnahmen gegen die Entstehung einer Osteoporose. So sollte man sich schon von Kindesbeinen an viel bewegen und auf eine ausgewogene und vor allem kalziumreiche Ernährung achten. Viel Kalzium ist enthalten in Milch und Milchprodukten, kalziumreichen Mineralwässern, Gemüse- und Fruchtsäften. Wussten Sie, dass Nikotin, Alkohol und Kaffee den Knochen Kalzium entziehen? Schränken Sie den Konsum dieser Genussgifte vor allem dann ein, wenn in Ihrer Familie eine Neigung zu Osteoporose besteht.

Als Risikofaktoren werden familiär gehäuftes Auftreten von Osteoporose, Mangel an Geschlechtshormonen, Untergewicht, häufige Abmagerungsdiäten, mangelnde körperliche Bewegung, aber auch Kalzium- und Vitamin-D-Mangel sowie Rauchen und übermäßiger Alkoholkonsum genannt. Meistens wird man auf die verringerte Knochendichte erst dann aufmerksam, wenn sich ein älterer Mensch immer wieder etwas bricht.

Heilkraft des Kohls

Mit bestimmten Kohlarten wird der Bedarf an Kalzium zu einem nicht geringen Teil gedeckt: Brokkoli (23 Prozent des Tagesbedarfs) und Grünkohl (47 Prozent) sind für von Osteoporose Betroffene sehr empfehlenswert. Aber auch alle anderen Kohlarten sind überdurchschnittlich gute Kalziumlieferanten.

Ernährung Bringen Sie häufig Kohlgerichte auf den Tisch, wobei Brokkoli und Grünkohl eine besondere Rolle spielen sollten. Wollen Sie die ergiebige Kalziumquelle bis zum letzten Milligramm vollständig ausnützen, sollten Sie Kohl in Form von Rohkost (als Salat oder Vorspeise) bevorzugen.

Kohlsaft Trinken Sie mehrmals täglich ein Glas Kohlsaft, den Sie aus den Blättern von Grünkohl gewinnen sollten.

Rheumatische Erkrankungen

Als rheumatische Erkrankungen gelten schmerzhafte, oft entzündliche Erkrankungen des Stütz- und Bewegungsapparates verschiedenster Ursache. Die Schmerzen weisen ziehenden, reißenden oder stechenden Charakter auf. An der Entstehung mancher dieser Erkrankungen sind Immunreaktionen beteiligt, die sich gegen körpereigene Bestandteile richten und so eine Autoimmunkrankheit auslösen.

Die bekanntesten rheumatischen Erkrankungen sind Arthritis (Gelenkentzündung), Arthrose (degenerative Gelenkentzündung), Gicht (Stoffwechselstörung mit Ausbildung von Gichtknoten) und der so genannte Weichteilrheumatismus.

Heilkraft des Kohls

Ernährung Neben vielen anderen vorbeugenden bzw. den Status erhaltenden Ansätzen ist die generelle Umstellung der Ernährung auf Vollwerternährung oder vegetarische Kost eine der absoluten Notwendigkeiten, rheumatischen Erkrankungen vorzubeugen bzw. sie nicht fortschreiten zu lassen.

Lassen Sie auch bei Rheuma nichts unversucht, um eine Therapie zu finden, auf die Ihr Körper gut anspricht. So ist es bis heute umstritten, ob Wärme oder Kälte besser wirkt. Da jeder Körper anders reagiert, sollten Sie selbst den Heilungsprozess genau verfolgen.

Blumenkohl Die positive Wirkung von Blumenkohl bei rheumatischen Erkrankungen ist seit langem bekannt. Bissfester Blumenkohl schmeckt ausgezeichnet in Salaten, gekocht sind die Röschen eine leckere Beilage zu Fleisch, und als Auflauf ist Blumenkohl eine Delikatesse.

Sauerkrautsaft Sauerkraut unterstützt den Organismus beim Ausscheiden der Harnsäure. Trinken Sie deshalb täglich zwei bis drei Gläser Saft in kleinen Schlucken.

Rohes Sauerkraut Essen Sie möglichst oft rohes Sauerkraut – einfach zwischendurch als saftigen Snack oder als Vorspeise.

Schleimhautentzündungen

Als Schutzschicht überziehen Schleimhäute unsere wichtigsten Hohlorgane. Sie bewahren den kompletten Darmtrakt, aber auch die Atmungsorgane sowie Teile der Geschlechtsorgane vor eindringenden Keimen. Mit einer Entzündung der

Schleimhaut reagiert der Organismus auf schädigende Reize von außen und versucht das betroffene Gewebe zu schützen. Ausgelöst werden Entzündungen entweder durch infektiöse Erreger wie beispielsweise Bakterien, Viren, Pilze, Parasiten. Doch auch mechanische Faktoren wie Fremdkörper, chemische Reize wie z. B. Säuren oder physikalische wie Wärme, Kälte und Strahlung schaden den Schleimhäuten.

Zu den hartnäckigsten Schleimhautentzündungen gehören Nasennebenhöhlenentzündungen. Ergänzen Sie die Behandlung mit Kohl auch durch die Reinigungsatmung des indischen Yoga.

Heilkraft des Kohls

Ernährung Beta-Karotin (auch Provitamin A genannt) bildet die Vorstufe zu Vitamin A. Karotine sind wichtig für die Schutzfunktion der Schleimhäute. In Grünkohl und Brokkoli ist das Provitamin A reichlich vorhanden.

Grünkohlöl Handelt es sich um Stellen, die von außen gut zugänglich sind, sollten Sie die betroffenen Stellen mit Grünkohlöl einpinseln.

Ölspülung Bei Mundschleimhautentzündungen haben sich häufige Spülungen mit Grünkohlöl bewährt.

Tamponade Bei einer Scheidenentzündung hilft oft eine Tamponade mit Grünkohlblättern. Dazu rollen Sie ein vorbereitetes Kohlblatt zusammen, indem Sie es am oberen Blattrand einschlagen und das Blatt von der Längsseite her fest aufrollen. Achten Sie darauf, dass die Rolle nicht zu kurz ausfällt, denn mindestens ein Drittel davon darf nicht eingeführt werden, um die Tamponade ohne Komplikationen restlos wieder entfernen zu können.
Führen Sie den Kohltampon vorsichtig ein, sodass er nicht in mehrere Teile brechen kann. Verwenden Sie eine Binde, denn es kann viel Flüssigkeit abgesondert werden.
Den Kohltampon sehr vorsichtig entfernen: Achten Sie darauf, dass er nicht abreißt und dass keine Reste in der Scheide bleiben.

Kohlsaft Trinken Sie zwei bis dreimal täglich in kleinen Schlucken ein Glas frischen Kohlsaft.

TIPP

Zur Unterstützung der anderen Anwendungen empfiehlt es sich, viel Brokkoli zu essen.

Sehstörungen

Probleme mit den Augen wirken sich immer auch aufs Allgemeinbefinden aus. Neben echten Augenerkrankungen sind oft nervliche Überlastung, schlechte Lichtverhältnisse, beginnende Alterssichtigkeit oder die falsche Sehhilfe (Brille, Kontaktlinsen) schuld an Sehstörungen.

Heilkraft des Kohls

Brokkoli, Grünkohl und Rosenkohl weisen einen überdurchschnittlich hohen Gehalt an Provitamin A (Beta-Karotin), der Vorläufersubstanz des so genannten Augenvitamins A auf und können zu guten Ergebnissen führen.

Auflagen Mit (am besten nächtlich angewendeten) Grünkohl-Kompressen können Sie Augenerkrankungen lindern und eine unter Umständen notwendige ärztliche Behandlung gesundheitsfördernd begleiten. Schneiden Sie die Kohlblätter so zurecht, dass sie das betroffene Auge im mehreren Schichten ganz abdecken, und fixieren Sie die Blätter mit einer elastischen Binde.

Brokkoli Achten Sie darauf, dass Ihr Speiseplan als Vorsorge gegen Augenerkrankungen genügend Nahrungsmittel mit Provitamin A enthält. Kohl bietet Ihnen mit Brokkoli einen sehr schmackhaften Vertreter dieser Art, der als Beilage in vielen Mahlzeiten seinen Platz finden kann.

Übergewicht

Die Zeiten, in denen leibliche Fülle noch ein Statussymbol war, sind lange vorbei. Übergewicht ist ein Ballast, der den Körper belastet. Nicht nur, dass Knochen und Gelenke unter dem Gewicht zu leiden haben, auch dem Stoffwechsel macht das überflüssige Körperfett Probleme. Mit Fett angereichertes Blut führt zu Bluthochdruck und Herzproblemen (→ Arteriosklerose, Seite 47). Beide Erkrankungen gelten zurecht als Zivilisationskrankheiten. Sie werden durch die mangelnde Bewegung noch verstärkt.

Doch auch Leber und Galle müssen bei Übergewicht Übermäßiges leisten und werden auf Dauer krank. Und nicht zuletzt wirkt Übergewicht verstärkend auf die Erkrankungsneigung für Diabetes (→ Seite 50). Diese heimtückische und schleichende Erkrankung führt zu schweren Folgeerscheinungen.

Heilkraft des Kohls

Das Wintergericht »Kohl« ist aufgrund der traditionellen Zubereitung in unseren Breiten ausgesprochen kalorienreich. Doch wer Rahmkohlrabi und Sauerkraut mit Rostbratwürstchen gegen kalorienarme Kohl-Rezepte eintauscht, kann zusehen, wie die Pfunde purzeln. Im Folgenden finden Sie erprobte Diätrezepte, mit denen Sie Ihr Gewicht reduzieren können – und trotzdem Ihre gute Laune behalten, da Kohl Sie ausreichend mit Nährstoffen versorgt.

Kohlsuppe entschlackt, sättigt und versorgt den Körper während einer Diät mit Nährstoffen und Wärme.

Kohlsuppe Unser Rezept für die leckere Kohlsuppe hat nur 500 Kalorien (→ Seite 78). Berechnet wurden die Mengen für vier Personen. Sie können die Suppe auch über den Tag verteilt als Basis eines Diättages genießen.

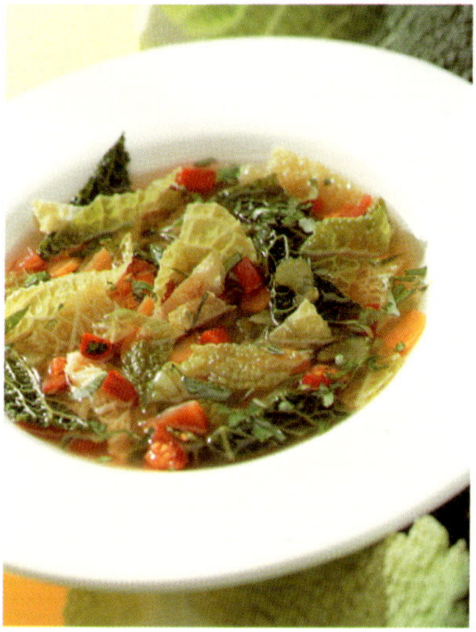

Die Kohlsuppe ist ein altbewährtes Mittel, um Übergewicht abzubauen.

Rohes Sauerkraut In 100 Gramm rohem Sauerkraut stecken je 20 Milligramm Vitamin C und Vitamin A, 288 Milligramm Kalium, und 14 Milligramm Magnesium – aber nur 16 Kalorien. Rohes Sauerkraut ist nicht nur ein unkomplizierter Snack, sondern auch eine gute Grundlage für Salate und Suppen.

Frisches Sauerkraut kann man in einer Plastikdose ganz einfach auch mit ins Büro nehmen.

Snacks Machen Sie sich einen Rohkostteller mit in Stangen geschnittenem Gemüse (Kohlrabi, Brokkolistängel, Möhren, Stangensellerie) und ein leichtes Jogurtdressing zum Dippen.

Verstopfungen

Wenn sich der Darm weniger als zwei- bis dreimal pro Woche entleert, liegt eine Verstopfung vor. Die Neigung zu Verstopfung nimmt mit fortschreitendem Alter zu. Vor allem aber sind Verstopfungen und harter Stuhl die Folge einer einseitigen und vor allem ballaststoffarmen Kost. Kommt zur falschen Ernährung noch die Angewohnheit, wenig zu trinken und sich kaum zu bewegen, kann eine Verstopfung chronisch werden. Betroffene werden mit einer Änderung der Ernährungs- und Lebensgewohnheiten überraschende Erfolge erzielen, wenn sie konsequent auf eine Vollwert- bzw. ballaststoffreiche Kost umsteigen, ausreichend viel trinken und sich mehr bewegen.

Heilkraft des Kohls

Sauerkraut und Grünkohl können die Darmtätigkeit positiv beeinflussen. Insbesondere Sauerkraut ist bekannt dafür, bei Verstopfung bzw. Darmträgheit »wahre Wunder« wirken zu können.

Sauerkrautsaft Trinken Sie täglich zwei bis drei Gläser Sauerkrautsaft in kleinen Schlucken.

Rohes Sauerkraut Essen Sie möglichst oft rohes Sauerkraut.

Grünkohlsaft Trinken Sie zwei- bis dreimal täglich in kleinen Schlucken ein Glas frisch gepressten Grünkohlsaft.

Wassereinlagerungen

Lagert sich Wasser im Gewebe ab, liegt eine so genannte Überwässerung vor, also eine vermehrte Einlagerung von Wasser im Körper. Überwässerung steht oft mit einem gestörten Natriumhaushalt in Zusammenhang, wobei die Natriumkonzentration im Blut sowohl erhöht als auch erniedrigt sein kann. Typische Symptome einer Überwässerung sind Gewichtszunahme und Wassereinlagerungen (Ödeme) bis hin zum Lungenödem oder Pleuraerguss mit Atemnot und eventuell Herzrhythmusstörungen. Neben der Behandlung der ursächlichen Erkrankung sollten Sie unbedingt weniger Wasser und weniger gesalzenes Essen zu sich nehmen.

Heilkraft des Kohls

Wassereinlagerungen im Gewebe können weitgehend verhindert werden, wenn kaliumreiches Gemüse gegessen wird. Die kaliumreichsten Kohlarten sind Grünkohl, Brokkoli, Rosenkohl und Kohlrabi – aber auch alle anderen Kohlarten einschließlich

Tipps für eine Ernährungsumstellung

Wenn man Ihnen von ärztlicher Seite zu einer Umstellung der Ernährung geraten hat – oder wenn Sie von sich aus versuchen wollen, in Zukunft gesünder zu essen, so werden Sie mit einer radikalen Veränderung vermutlich nicht zufrieden sein. Meist ist ein völliges Aufgeben der bisherigen Ernährungsweise auch gar nicht nötig. Worauf es ankommt, ist, dass man das beibehält und verstärkt, was schon immer gut und richtig war. Und das, was einer Verbesserung bedarf, schrittweise besser macht.
Wir haben uns bei den folgenden Tipps an den Empfehlungen orientiert, für die die DGE (Deutsche Gesellschaft für Ernährung) eintritt. Wer sich eingehender informieren möchte, erreicht die DGE u. a. unter ihrer Internet-Adresse www.dge.de.

1 Reduzieren Sie Fette und Öle. 30 Gramm Fett braucht der Mensch am Tag. Das ist eine Frühstücksportion. Dosieren Sie Butter, Margarine und Öle, mit denen Sie Salate anmachen oder mit denen Sie kochen und braten, vorsichtiger als bisher.
2 Denken Sie an die »versteckten Fette«, die in Wurst und Käse, aber auch in Chips und Schokolade lauern. Wer bewusster Wurst isst, die fettarmen Käse nicht mehr links liegen lässt und auch bei allen anderen Milchprodukten aufs Etikett schaut, hat schon einen weiteren Schritt getan, das Fett in seiner Nahrung zu reduzieren.
3 Weniger Süßigkeiten! Obwohl kaum etwas so gut tut wie mal ein Keks oder ein Stückchen Schokolade zwischendurch, müssen manche Menschen Süßigkeiten packungsweise verdrücken. Das ist Gift für den Körper. Er baut sichtbares Übergewicht auf und verändert innerlich den Stoffwechsel. Diabetes und andere Krankheiten können die Folge sein, wenn wir unseren Zuckerkonsum nicht mehr im Griff haben.
4 Essen Sie mehr Vollkornprodukte! Das weiße raffinierte Mehl, aus dem Weißbrot und Brötchen hergestellt werden, bekommt dem Körper nicht. Vollkornbrot, Müslisemmeln, Leinsamenbrötchen, Dinkelbrot und Müsli sind nur einige der wohlschmeckenden Alternativen zur Frühstückssemmel.
5 Essen Sie richtig! Mittags eine Leberkäsesemmel, eine Tiefkühlpizza, ein Besuch im Fast-Food-Restaurant – und schon kann es weitergehen? Das schnelle, hastige Essen zwischendurch und die Fertiggerichte sind schlecht für den Körper. Versuchen Sie unbedingt zumindest alle zwei Tage mittags einen Teller warmes Essen im Sitzen einzunehmen. Es stimmt nicht, dass dieses Essen mehr Kalorien hat und »fett« macht. Nur der Nachschlag, der Nachtisch, der Schokoriegel danach bringen die Kalorien.
6 Essen Sie viel frisches Obst!
7 Essen Sie viel Gemüse – ob als Rohkost, blanchiert oder gekocht. Nicht nur Kohlgemüse sind eine Wohltat für den Organismus. Auch die anderen Gemüsesorten und Salate enthalten Ballaststoffe, Vitamine, Mineralien und Spurenelemente.
8 Viel Fisch tut gut. Ersetzen Sie so weit wie möglich Fleisch durch Fisch. Wenn Sie gern Fleisch essen, sollten Sie zumindest hin und wieder auf dem Biohof einkaufen.
9 Trinken Sie viel!

Sauerkraut sind überdurchschnittlich gute Kaliumlieferanten.

Ernährung Bringen Sie häufig Kohlgerichte auf den Tisch, wobei Grünkohl, Brokkoli, Rosenkohl und Kohlrabi eine besondere Rolle spielen sollten.

Wundheilungsprobleme

Für die Verzögerung des Heilungsprozesses einer Wunde kommen zahlreiche Ursachen in Betracht. Neben einer Entzündung oder Fremdkörpern in der Wunde können Blutergüsse ebenso wie Stoffwechselstörungen (beispielsweise Diabetes mellitus), Durchblutungsstörungen, Vitaminmangel oder andere Allgemeinerkrankungen die Heilung verzögern.

Die Behandlung richtet sich nach der Ursache. Oft muss die Wunde nochmals vom Arzt eröffnet werden, er muss Taschen entfernen, Abszesse und große Blutergüsse ausräumen und eventuell eine Drainage legen.

Heilkraft des Kohls

Die Behandlung einer Wunde mit Kohlauflagen ist eine seit Jahrhunderten praktizierte Möglichkeit, die Wundheilung zu fördern. Die antimikrobielle und entzündungshemmende Wirkung der Polyphenole im Kohl sagt den Wundkeimen erfolgreich den Kampf an.

Kohlblattauflage Legen Sie junge, zarte Kohlblätter in mehreren Schichten auf die Wunde, und fixieren Sie sie mit einem Verband. Achten Sie darauf, dass die Blätter gut gewalzt sind. Sie müssen alle zwei Stunden gewechselt werden.

Grünkohlsaft Es ist zu empfehlen, die Wundheilung auch von »innen« zu unterstützen. Trinken Sie dazu zwei bis dreimal täglich in kleinen Schlucken ein Glas frisch gepressten Grünkohlsaft.

Zahnfleischentzündungen

Eine Zahnfleischentzündung ist fast immer die Folge von Zahnbelag am Zahnfleischsaum – Resultat einer un-

Vorsicht bei Infektionen

Ist eine Wundinfektion die Ursache, gehen mit ihr örtlich begrenzte Rötung, Schwellung, Schmerzen, Überwärmung und (eitrige) Sekretbildung und mitunter Fieber einher. Als Komplikation kann es zu einer Blutvergiftung kommen. Behandelt wird sie mit einer sorgfältigen Spülung und Desinfektion der Wunde sowie gegebenenfalls mit dem Anlegen einer Drainage, wodurch das Sekret abfließen kann. Zur weiteren Therapie muss die Wunde täglich kontrolliert und der Verband bzw. die Drainage gewechselt werden, bis die Symptome abgeklungen sind.

zureichenden Zahnpflege. Meist tritt sie mit Blutungsneigung (z.B. beim Zähneputzen) sowie Rötung und Schwellung des Zahnfleischs in Erscheinung. Im weiteren Verlauf bilden sich kleine Krater und ein grauer Belag, der dem Zahnfleisch ein recht unappetitliches Aussehen gibt. Dazu kommen fauliger Mundgeruch, Zahnfleischblutungen und Lymphknotenschwellung im Kieferbereich.

Heilkraft des Kohls

Kohl fördert durch die entzündungshemmende Wirkung seiner Polyphenole die Gesundung des Zahnfleisches und ist selbst bei Zahnfleischschwund (Paradontose) hilfreich. Anwendungen von Kohl dienen der Mundhygiene.

Sauerkrautsaftspülung Nehmen Sie frischen Sauerkrautsaft in den Mund, und spülen Sie damit gut die Zähne.

Kohlölspülung Bei allen Schleimhautentzündungen im Mund haben sich häufige Spülungen mit Grünkohlöl bewährt.

Grünkohlblätter Kauen Sie die Blätter von Grünkohl sorgfältig durch, und reiben Sie mit dem Brei das Zahnfleisch ein.

Blumenkohl und Kohlrabi Reiben Sie rohen Blumenkohl oder Kohlrabi möglichst fein, und tragen Sie ihn auf das Zahnfleisch auf.

Mundhygiene

Eine fortgeschrittene Zahnfleischentzündung (Parodontitis) muss der Arzt behandeln. In machen Fällen ist eine Zahnfleischsanierung unumgänglich. Dabei wird das Zahnfleisch in mehreren Sitzungen abgetragen und kann sich anschließend regenerieren und neu aufbauen. Wer es so weit nicht kommen lassen möchte, wird um eine sorgfältige Mundhygiene nicht herumkommen. Wenn Sie die folgenden Punkte beachten, wird es Ihnen vermutlich in Zukunft leicht fallen, die Zähne richtig zu putzen und zu pflegen. So können Sie ein Leben lang Freude an ihnen haben.

1 Putzen Sie die Zähne nach jedem Essen, bis sie sauber sind. Wenn Sie untertags keine Gelegenheit dazu haben, sollten Sie das Versäumte abends nachholen.

2 Nach dem abendlichen Zähneputzen nichts mehr essen. Am Morgen gleich nach dem Aufstehen den Belag sorgfältig mit der Zahnbürste entfernen.

3 Die Zahnbürste spätestens alle 8 Wochen erneuern.

4 Zahnseide und Interdentalbürstchen verwenden. Beide helfen, die Zahnzwischenräume optimal zu säubern.

5 Werden Sie Stammkunde bei einer Zahnhygienikerin. Sie ist Profi in Sachen saubere Zähne. Und Sie werden spüren und sehen, wie Zahnfleisch und Zähne von der regelmäßigen Tiefenreinigung profitieren.

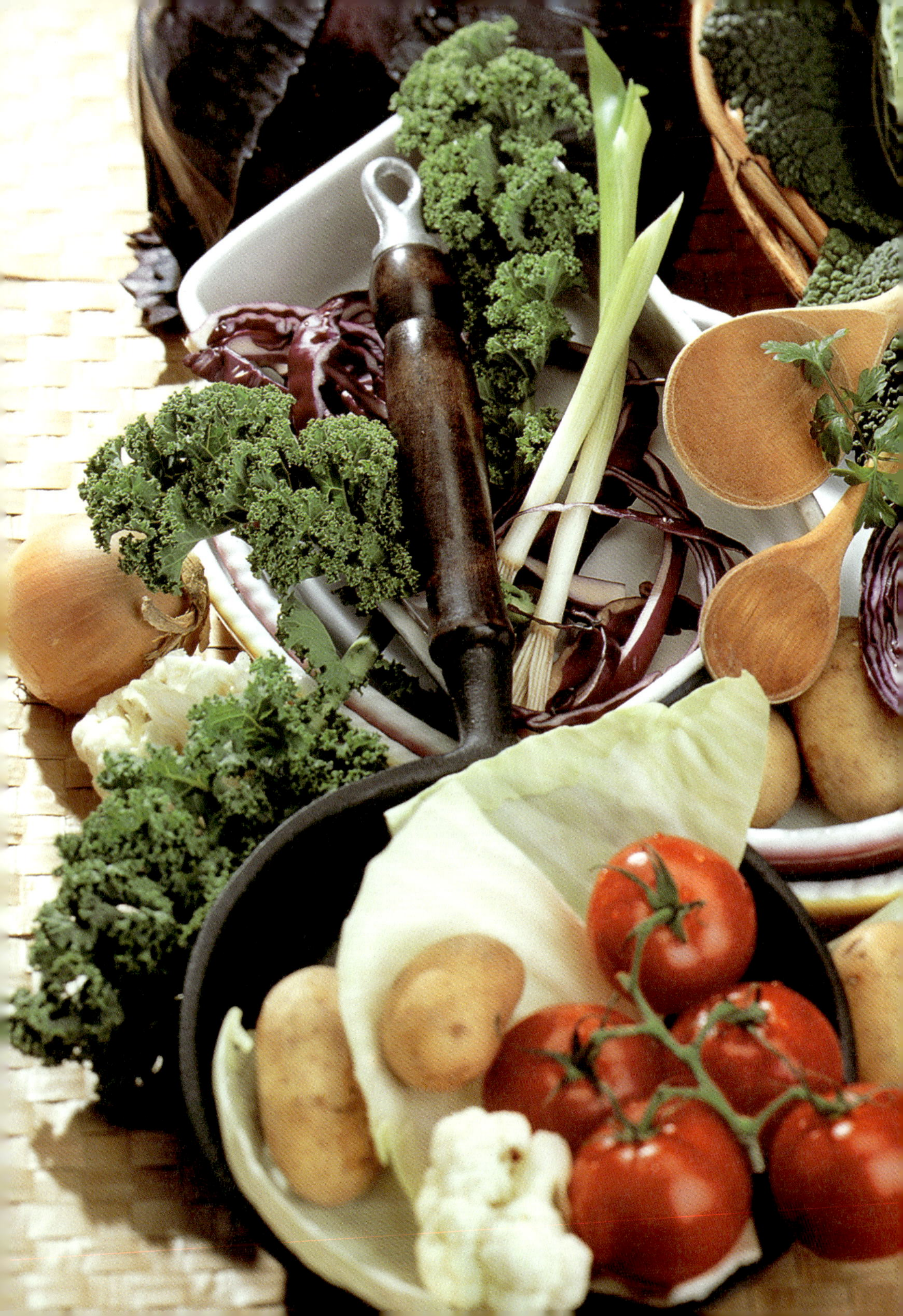

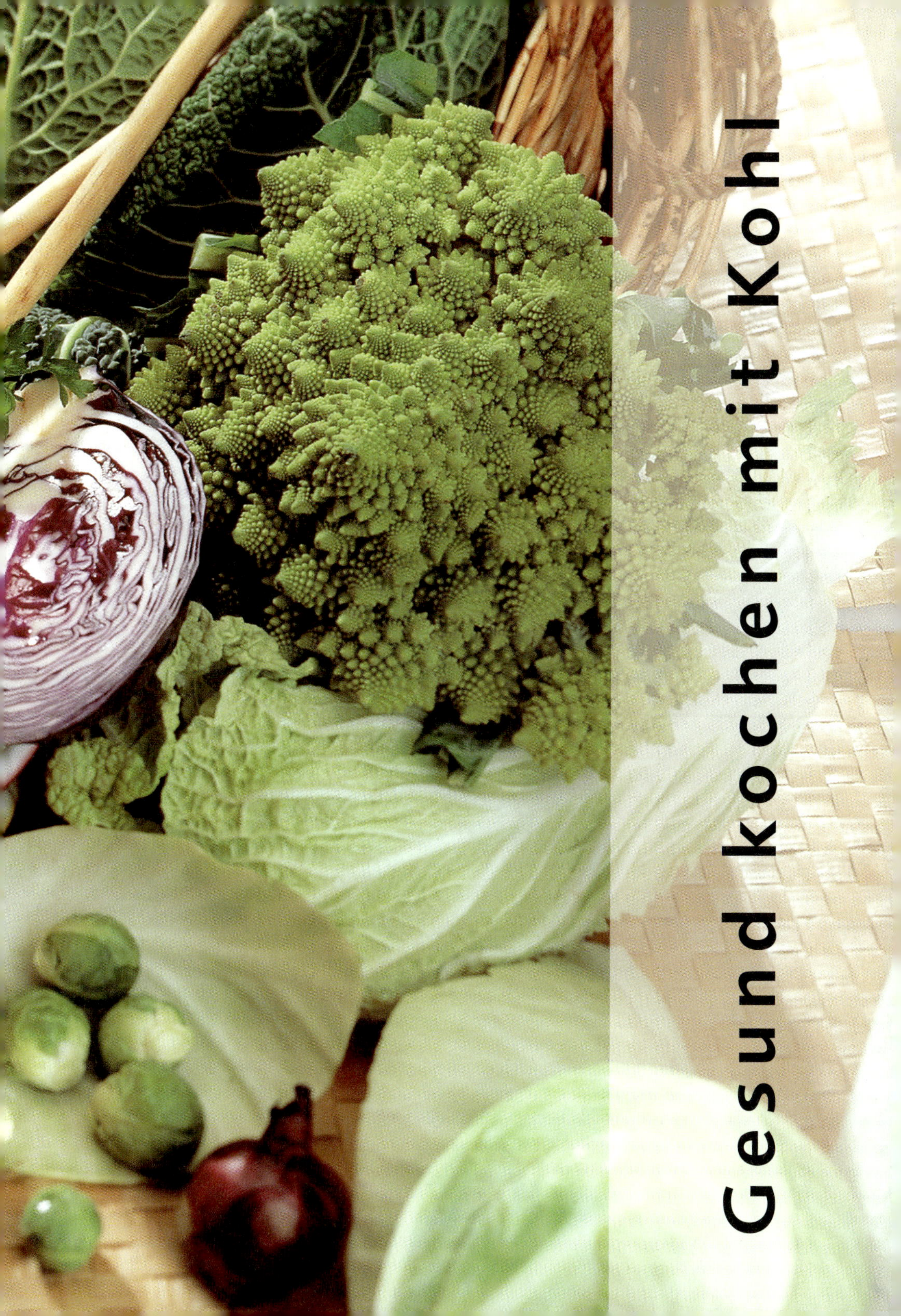

Gesund kochen mit Kohl

Ein Gemüse macht Karriere

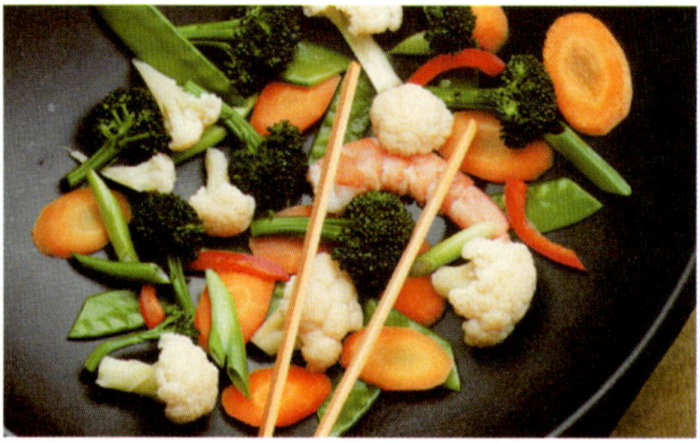

Kohl ist in vielen Zubereitungsformen Teil der internationalen Küche. Auch für das schnelle Dünsten im Wok ist er bestens geeignet.

Obwohl eine Urform des Kohls offenbar schon in der Steinzeit in die Kochtöpfe kam, ist Kohl noch lange nicht züchterisch »am Ende«. Erst zu Beginn des 19. Jahrhunderts wurde in der Nähe von Brüssel der Rosenkohl »entdeckt«, und neu kommt in der letzten Zeit Pak-Choi, der chinesische Senfkohl, auf den deutschen Markt.

Weltweit geliebt

Sauerkraut gilt als typisch deutsches Gericht, doch in Wirklichkeit wurde es in China schon vor Christi Geburt hergestellt. Bis heute ist frischer Krautsalat aus der chinesischen Küche nicht wegzudenken, und keine Frühlingsrolle ist ohne saftig-frische Streifen aus Chinakohl perfekt. In den USA ist Weißkohlsalat (Cole Slaw) eine Delikatesse. In Indien gibt man Blumenkohl ins Biryani, genießt ihn als frittiertes Pakora, und man bereitet ein wunderbar würziges Kartoffel-Blumenkohl-Curry (Alu Gobi). Im nördlichen Europa kommt Kohl in dampfenden Eintöpfen auf den Tisch. Hier ist vor allem Grünkohl ein Winterliebling, der meist mit fettreicher Wurst serviert wird. In Irland hat es das Irish Stew, das man mit Weißkohl zubereiten kann, zu (inter-)nationaler Berühmtheit gebracht. Eine fast unbekannte Besonderheit ist die estnische Sauerkrautsuppe, die mit drei Sorten Fleisch gekocht wird.

Typisch deutsch?

Trotz dieser beachtlichen internationalen Präsenz erscheint unseren europäischen Nachbarn das Kohlessen so urdeutsch, dass die Briten das Wort »Sauerkraut« ebenso wie »Kohlrabi« unverändert aus dem Deutschen übernommen haben. Dass dabei »Krauts« leider ein Schimpfwort für uns Nachbarn zwischen Nordsee und Alpen geworden ist, ändert nichts daran, dass die Briten ebenso wie übrigens die Italiener Sauerkraut außerordentlich schätzen.

Kraut auf deutsche Hausmannsart ...

Tatsächlich ist Deutschland eines der bedeutendsten Kohlanbaugebiete der Welt. Doch unsere Vorlieben sind eindeutig: Weiß- und Rotkohl sind die beliebtesten Kohlarten, es folgen der Wirsing und der Blumenkohl. Interessanterweise haben sich aber, nicht zuletzt bedingt durch die Böden und die klimatischen Bedingungen, regionale Vorlieben herausgebildet. Im Norden ist »Grünkohl mit Pinkel« eine Art winterliches Nationalgericht, das nicht nur nach den traditionellen Boßel-Partien heiß und dampfend auf dem Tisch steht. Krautspatzen sind ein Gericht, das außerhalb Schwabens nur wenig bekannt ist, während Eisbein mit Sauerkraut oder Kohlrouladen (süddeutsch: Krautwickel) allen schmecken. Man bekommt beide Gerichte von Straßburg bis Cottbus und von Schleswig bis Mittenwald. Übertroffen werden beide nur noch von den beliebten Rostbratwürstchen mit Kraut, die es als eigenwilligen Mischung »Wurstel mit Kraut« sogar bis Mallorca und in noch weiter entfernte Urlaubsgebiete unserer Landsleute geschafft haben.

... und klassisch

Ein Klassiker der gehobenen Küche war Kraut schon immer zu Fasan, während der bei uns relativ neue Brokkoli und der mehrfarbige Wirsing die Lieblinge der neuen Küche wurden.

Kohl in neuer Art

Traditionell wird Kohl in ganz Europa mit fettreichem Fleisch wie Bauchspeck oder mit stark fetthaltiger Wurst gekocht. Dieser überaus deftige Geschmack ist uns zwar seit der Kindheit nur allzu vertraut – aber diese Form der Zubereitung verhindert, dass man Kohl als das leichte, zarte Gemüse erkennt, das er seiner Natur nach ist.

Kochen mit Rahm Sehr beliebt als feine Beilagen sind Rahmkohlrabi und Rahmrosenkohl. Ersetzen Sie einen Teil der Sahne durch Jogurt, den Sie zum Gemüse geben, nachdem es gekocht hat.

Dünsten Rosenkohl, Brokkoli, Kohlrabi, Blumenkohl schmecken auch dann als Beilage, wenn Sie sie schonend dünsten und den Geschmack zum Schluss mit einem Stück Butter abrunden.

Rohkost und Salat Blanchiert und mit einer leichten Vinaigrette angemacht schmecken Blumenkohl und Weiß- und Rotkohl. Kohlrabi kann man außerdem gut nebenbei als kalorienarmen Snack knabbern.

Ideen Lassen Sie sich auch von den neuen und ungewöhnlichen Ideen der jungen Köche inspirieren, die zum Beispiel leichte Köstlichkeiten wie Wirsingravioli servieren.

Zu unseren Rezepten

Auf den folgenden Seiten möchten wir Ihnen eine kleine, aber sorgsam ausgewählte Auswahl an Kohl-Rezepten vorstellen. Sie finden hier für jeden Geschmack und jede Gelegenheit Anregungen. Sie können wählen zwischen Suppen, Schmorgerichten im Tontopf, würzigen Aufläufen und herzhaften Torten.

Genuss pur

Gleich zu Beginn finden Sie zwei erprobte Rezepte für die fachgerechte Zubereitung von Sauerkraut und Rotkohl (Blaukraut). Beide Klassiker sind wichtige Bausteine der Kohl-Küche und schmecken aufgewärmt am besten.

Rotkohl (Blaukraut)

Beilage für 4 Personen

**1 kg Rotkohl • 1 große Zwiebel • 3 saure Äpfel (z. B. Granny Smith)
60 g Schweine- oder Gänseschmalz • 1 Lorbeerblatt, einige Gewürznelken
Salz, Zucker • 2 EL Weinessig • 125 ml trockener Rotwein
1 EL Weizenmehl**

1 Entfernen Sie die groben äußeren Blätter, vierteln Sie den Kohlkopf, und schneiden Sie den Strunk heraus.

2 Waschen Sie den Kohl, und hobeln Sie ihn.

3 Pellen Sie die Zwiebel ab, und schneiden Sie sie in kleine Würfel. Schälen und entkernen Sie die Äpfel, und schneiden Sie sie klein.

4 Zerlassen Sie das Schmalz, und dünsten Sie die Zwiebeln darin hellgelb an. Den Kohl dazu geben, ebenfalls andünsten und schließlich die Äpfel in Stückchen hinzugeben.

5 Würzen Sie mit dem Lorbeerblatt, den Gewürznelken, Salz, Zucker, Essig und Rotwein, und lassen Sie das Ganze etwa zwei Stunden lang ganz langsam gar dünsten.

6 Verrühren Sie 1 Esslöffel Weizenmehl mit 2 Esslöffel kaltem Wasser, binden Sie den Rotkohl damit, und schmecken Sie mit Salz, Zucker und Essig ab.

Unser Tipp

So mancher »schwört« darauf, dass erst ein Schuss Rotwein dem Rotkohl den richtigen Geschmack verleiht. Wenn Sie es nicht gewöhnt sind, Ihren Rotkohl auf diese Weise zu verfeinern, sollten Sie es einfach einmal ausprobieren. Auch ob Sie lieber einen trockenen oder lieblichen Wein verwenden, bleibt ganz Ihrem Gaumen überlassen.

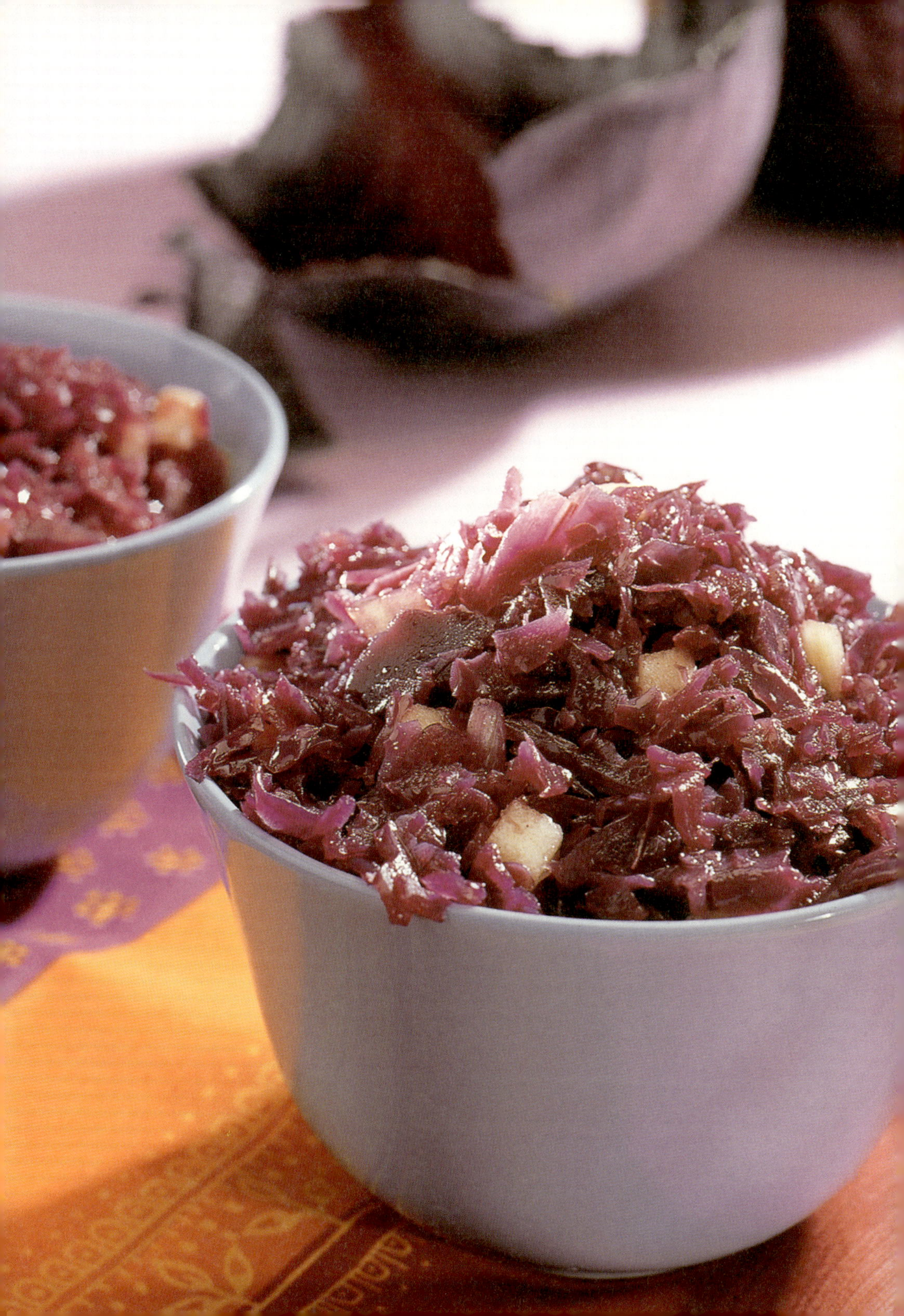

Sauerkraut

Beilage für 4 Personen

750 g Sauerkraut • 2 Zwiebeln • 50 g Schweineschmalz
250 ml Wasser • 1 rohe Kartoffel • Salz, Zucker

1 Die Zwiebeln pellen und in kleine Würfel schneiden.

2 Zerlassen Sie anschließend das Schmalz in einem Topf, und dünsten Sie die Zwiebeln darin hellgelb.

3 Geben Sie das Sauerkraut hinzu, und dünsten Sie es bei mittlerer Hitze an. Ab und zu umrühren.

4 Fügen Sie das Wasser hinzu, und lassen Sie das Kraut in etwa 45 bis 60 Minuten langsam gar dünsten.

5 Schälen und reiben Sie die Kartoffel, und geben Sie sie dem Sauerkraut hinzu. Das Kraut aufkochen, bis es schön sämig ist.

6 Schmecken Sie das Sauerkraut mit Salz und Zucker ab.

Unser Tipp

Sauerkraut kann in einem kühlen Keller durchaus einige Wochen gelagert werden. Friert man es roh ein, ist es bis zu zehn Monaten haltbar, wird es fertig gegart in die Kühltruhe gegeben, sollte man es nach spätestens drei Monaten verbrauchen.
Sauerkraut ist die traditionelle Beilage zu deftigen (und leider reichlich fetten) Speisen wie Bratwurst und Pökelfleisch (Eisbein). Bei einer herbstlichen Schlachtplatte darf es ebenfalls nicht fehlen. Aber auch zu mageren Kasseler Koteletts passt es ausgezeichnet, und mit Wein oder gar Champagner verfeinert ist durchaus auch für die feine Küche geeignet.

Brokkoli

Für 4 Personen

1 kg Brokkoli • 500 ml Wasser
Salz, geriebene Muskatnuss • 75 g Butter

1 Den Brokkoli putzen. Dazu entfernen Sie die Blätter, schneiden am Strunk den Ansatz ab und schälen den Strunk. Den geputzten Brokkoli waschen.

2 Bringen Sie das Wasser mit Salz und geriebener Muskatnuss zum Kochen, und geben Sie den Brokkoli hinein. Wenn der Brokkoli kocht, schalten Sie die Hitze herunter und lassen das Gemüse in etwa 15 Minuten garen.

3 Zerlassen Sie unterdessen die Butter in einer kleinen Pfanne.

4 Nehmen Sie den noch bissfesten Brokkoli mit einer Siebkelle aus dem Topf, legen Sie ihn in eine vorgewärmte Schüssel, und stellen Sie ihn warm.

5 Geben Sie die zerlassene Butter über den Brokkoli.

Unser Tipp

So zubereitet schmeckt Brokkoli auch köstlich als Beilage zu Schinken, Braten und Schnitzel. Wie uns die italienische Küche zeigt, gibt es fast kein Fleischgericht, zu dem Brokkoli als Beilage nicht ausgezeichnet passen würde.
Weitere Verfeinerungsmöglichkeiten bieten sich, wenn Sie in der zerlassenen Butter einige Mandelblättchen oder etwas Sesam kurz anschmoren oder die Butter mit einem Teelöffel Honig mischen.
Für ein besonders aufwändiges Essen sollten Sie Brokkoli mit anderen Gemüsen kombinieren – entweder mit anderen grünen Gemüsen wie z.B. grünem Spargel,frischen Zuckerschoten oder sehr feinen Bohnen, oder mit Gemüsesorten, die einen farblichen Kontrast bieten, z.B. Karotten oder weißer Spargel.

Kohlsuppe

Für 4 Portionen

400 g geputzer Wirsingkohl • 1 Bund Stangensellerie
300 g Möhren • 1 rote Paprikaschote • 3 Zehen Knoblauch
6 große Frühlingszwiebeln • 1 l Gemüsebrühe • 1 kleine Dose Tomaten
frische Küchenkräuter • 1 EL kaltgepresstes Olivenöl

1 Putzen und waschen Sie das Gemüse, und schneiden Sie es in kleine Stücke.

2 Geben Sie das Gemüse in einen Topf, und gießen Sie so viel Brühe hinzu, dass das Ganze davon knapp bedeckt wird.

3 Lassen Sie das Gemüse kurz aufkochen und auf geringer Hitze weitergaren.

4 Würzen Sie ausschließlich mit Küchenkräutern, nicht mit Salz.

Unser Tipp

Die Kohlsuppe genießt größte Aufmerksamkeit, weil man sie als natürlichen »Schlankmacher« wiederentdeckt hat. Und die Kohlsuppe, die schon in uralten Kochbüchern eine bedeutende Rolle als Vorspeise spielte, wird diesem guten Ruf gerecht. Sie ist kalorienarm, spendet dank der gesundheitsfördernden Inhaltsstoffe viel Energie, macht warm und ist damit eine ideale Diätbasis. Unser Rezept enthält etwa 500 Kilokalorien.
Wenn Sie in kurzer Zeit auf angenehme und gesunde Weise einige Pfunde verlieren wollen, kochen Sie sich einen großen Topf von dieser Suppe, und essen Sie davon, wann immer Sie Hunger verspüren. Der »Witz« bei dieser Suppe ist nämlich: Je mehr Sie davon essen, desto schneller nehmen Sie ab. Sie sollten eine solche Diät aber wirklich nur für kurze Zeit machen, und Sie sollten darauf achten, dass Sie zusätzlich viel trinken.

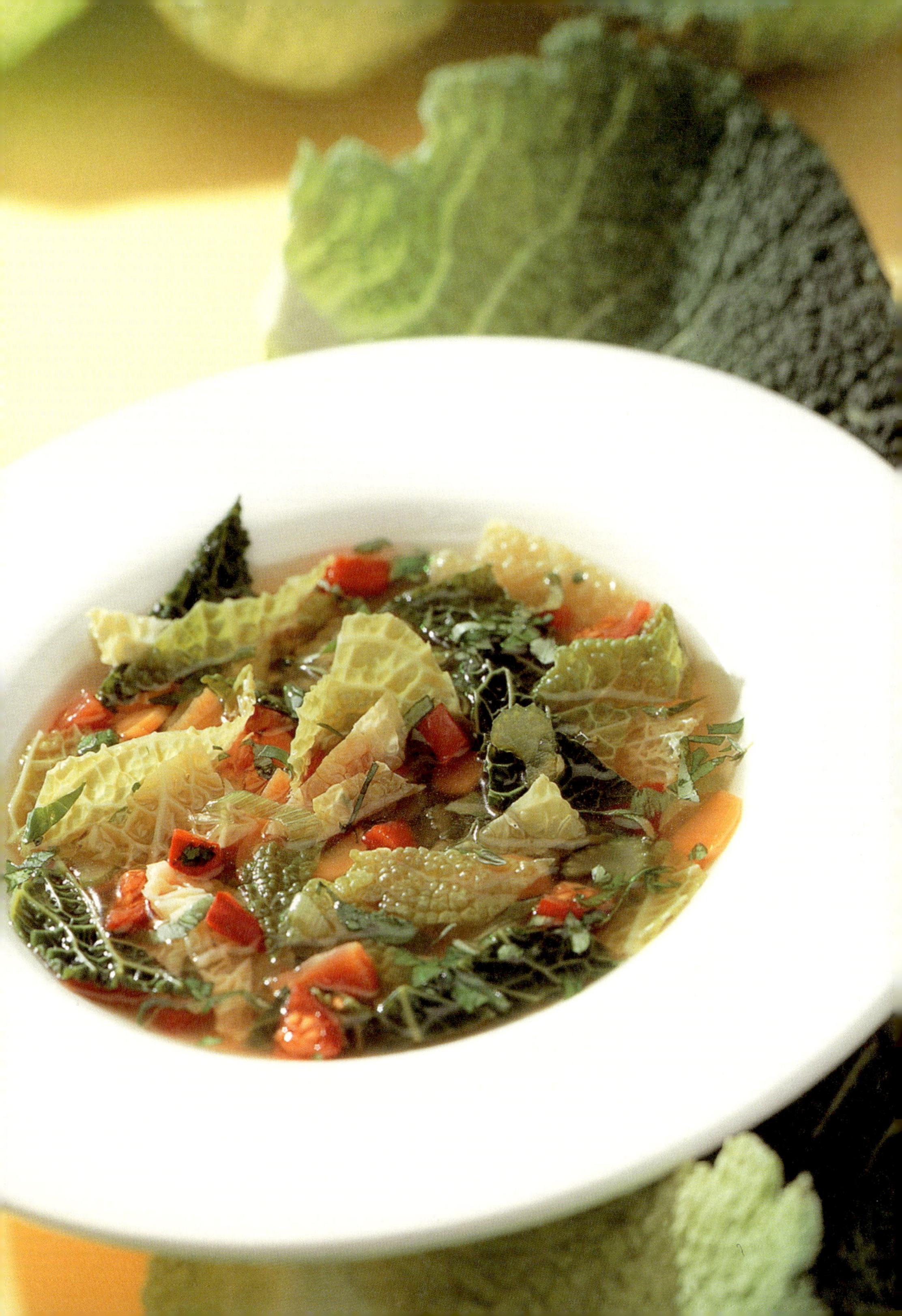

Blumenkohl-Curry mit Geflügel

Für 4 Personen

400 g Hähnchenbrustfilet • 1/4 l klare Hühnerbrühe
2 kleine Blumenkohlköpfe • 2 Bund Lauchzwiebeln • 250 g süße Sahne
2 EL Curry • 6 EL Soßenbinder
Salz, Pfeffer (alternativ: stark aromatische Küchenkräuter)

1 Bringen Sie die Hühnerbrühe in einem Topf zum Kochen, geben Sie die abgewaschenen Hähnchenbrustfilets hinein, und lassen Sie die Filets bei kleiner Hitze garen.

2 Waschen Sie die Blumenkohlköpfe, und teilen Sie sie in Röschen. Legen Sie die Röschen anschließend etwa 15 Minuten lang in kaltes Salzwasser, um Insektenlarven in den Vertiefungen abzutöten und auszuwaschen.

3 Die Zwiebeln pellen und in Ringe schneiden.

4 Das Fleisch aus der Brühe nehmen und beiseite stellen. In die Hühnerbrühe geben Sie nun die Blumenkohlröschen und Zwiebelringe und lassen das Gemüse mindestens zehn Minuten lang garen.

5 Nehmen Sie anschließend den Topf von der Platte, und warten Sie, bis die Brühe nicht mehr kocht. Nun rühren Sie den Curry unter die Sahne und geben die Mischung in den Topf. Alles gut durchrühren und den Soßenbinder dazugeben.

6 Pfeffern Sie das Fleisch, schneiden Sie es in Streifen, und geben Sie es zum Gemüse.

Unser Tipp

Schmecken Sie das Curry nach Belieben mit Curry und Salz ab, und lassen Sie das Ganze noch einmal warm werden. Nicht kochen, sonst flockt die Sahne aus!

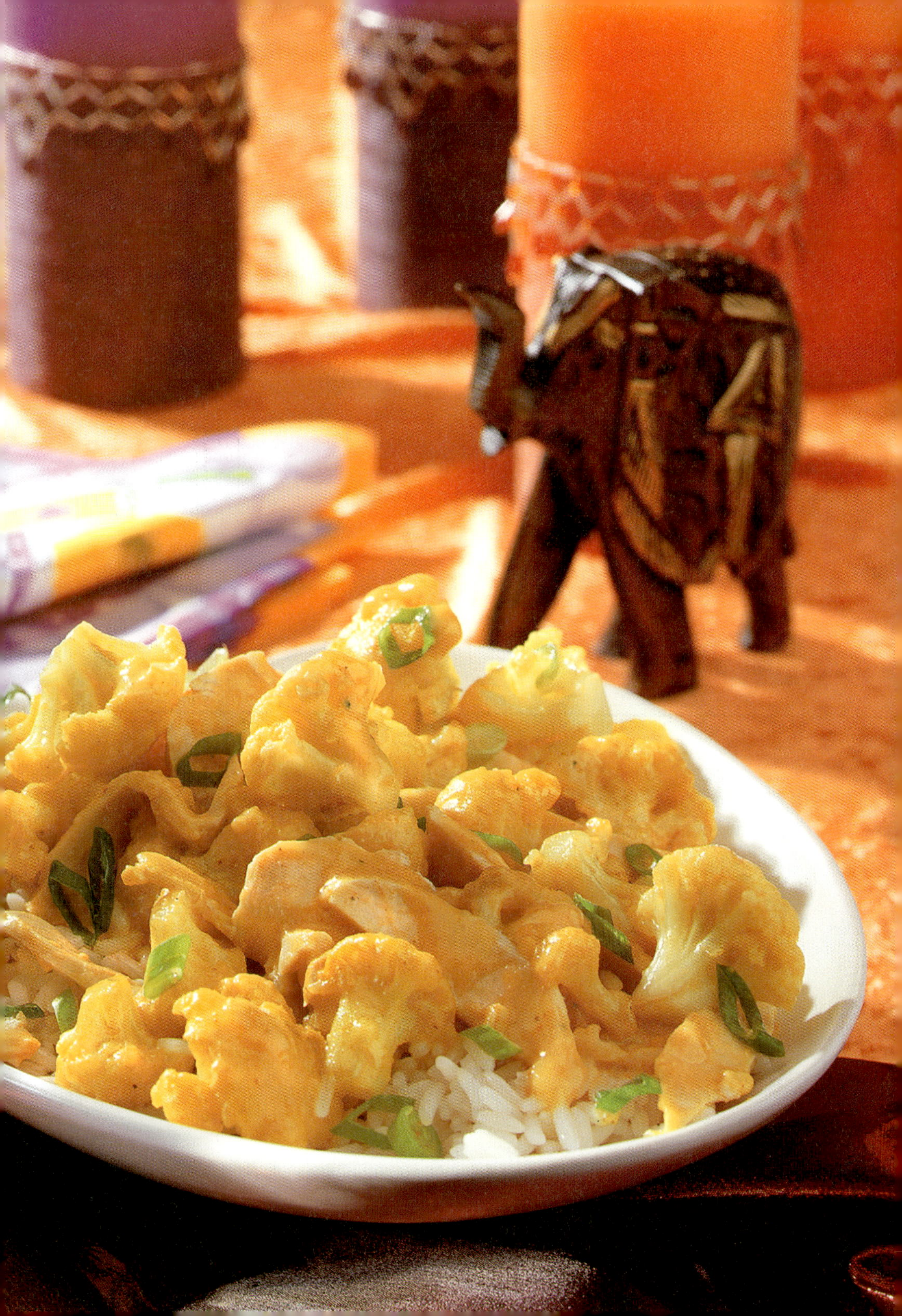

Grünkohl im Tontopf

Für 4 Personen

1 kg Grünkohl • 2 Zwiebeln • 1 EL grobe Haferflocken
60 g Kasselerfleisch • Salz • 375 ml Wasser
(evtl. zusätzlich 4 Kasseler Koteletts)

1 Wässern Sie den Tontopf (Römertopf) vor.

2 Bringen Sie anschließend das Wasser in einem größeren Topf zum Kochen.

1 Waschen Sie den frischen Grünkohl gründlich, und blanchieren Sie ihn. Dazu den Kohl kurz ins kochende Wasser legen und ihn anschließend sofort kalt abschrecken. Lassen Sie den Grünkohl in einem Sieb abtropfen und hacken Sie ihn anschließend klein.

3 Schneiden Sie die Zwiebeln in kleine Würfel und schichten Sie diese abwechselnd mit dem Kohl in den Tontopf. Bestreuen Sie jede Schicht mit Salz, und drücken Sie sie leicht an.

4 Gießen Sie vom Blanchier-Wasser 250 ml hinzu, verschließen den Tontopf mit dem Deckel, und stellen Sie ihn im kalten Backofen auf den Rost. Heizen Sie den Backofen auf 180° C. Wenn diese Temperatur erreicht ist, beginnt die Garzeit.

5 Nach einer Garzeit von etwa eine Stunde bei 180° C gießen Sie das restliche Wasser hinzu - nach insgesamt zwei Stunden ist der Grünkohl fertig.

Unser Tipp

Für Grünkohl mit Kasseler legen Sie die gewürzten Koteletts nach einer Stunde Garzeit einfach oben auf den Kohl und lassen das Fleisch die zweite Stunde mitgaren.

Weißkohlgemüse

Für 4 Personen

1 kg Weißkohl • 1 große Zwiebel • 75 g Margarine
1 TL Kümmel • 125 ml Wasser • 1 TL Speisestärke

1 Putzen Sie den Weißkohl, waschen und hobeln Sie den Weißkohl nach und nach klein.

2 Pellen Sie die Zwiebel ab, und schneiden Sie sie in kleine Würfel.

3 Zerlassen Sie die Margarine in einem Topf oder in einer tiefen Pfanne, dünsten Sie die Zwiebeln darin hellgelb an, und geben Sie Weißkohl und Kümmel dazu.

4 Fügen Sie Wasser und Salz hinzu, und lassen Sie das Ganze etwa 60 Minuten lang garen.

5 Rühren Sie die Speisestärke mit 1 Eßlöffel kaltem Wasser an, binden den Weißkohl damit und schmecken mit Salz ab.

Unser Tipp

Zum Putzen des Weißkohls entfernen Sie die »schlechten« äußeren Blätter, halbieren den Kopf, schneiden anschließend beide Hälften und Viertel und trennen aus allen acht Teilen den Strunk heraus.
Weißkohlgemüse können Sie auch mit Spitzkohl oder Wirsing zubereiten. Wenn Sie den Weißkohl vor dem Zugeben des Kochwassers länger andünsten, nimmt er eine schöne braune Farbe an, und der Geschmack wird süßlicher. Dieses alte Rezept, »Jägerkohl« genannt, ist leider fast in Vergessenheit geraten. Weißkohlgemüse schmeckt ausgezeichnet zu kurz gebratenem Fleisch, zu Schweinebraten und zu Hackfleischgerichten. Kräftig gewürzt und mit Kartoffeln serviert ist es aber auch »einfach so« ein sättigendes, schmackhaftes und ausgesprochen preiswertes fleischloses Essen.

Kohlrabigemüse

Für 4 Personen

4-5 Kohlrabi • 2 EL Butter • 2-3 EL Mehl
Salz, Pfeffer, geriebene Muskatnuss

1 Schälen Sie den Kohlrabi, schneiden Sie ihn in Scheiben und anschließend in Würfel.

2 Kochen Sie den Kohlrabi in Salzwasser, bis die Stücke weich sind.

3 Schmelzen Sie den Esslöffel Butter, fügen Sie das Mehl hinzu, und rühren Sie rasch nach und nach das Kohlrabi-Kochwasser dazu, bis die Sauce eine nicht zu dicke, aber auch nicht zu dünne Konsistenz aufweist.

4 Geben Sie die Kohlrabiwürfel dazu, und lassen Sie das Gemüse weitere fünf Minuten in der Sauce ziehen.

5 Schmecken Sie dabei das Gericht kräftig mit Salz, Pfeffer und Muskatnuss ab.

Unser Tipp

Zum Kohlrabigemüse in heller Sauce schmecken würzige Bratwürstchen, Spiegelei oder Bratlinge. Aber auch zu allen kurzgebratenen Fleisch- und Hackfleischgerichten und zum Braten passt Kohlrabigemüse vorzüglich. Auch Kinder lieben den mild-würzigen Geschmack.
Achten Sie unbedingt beim Kochen darauf, dass die Stücke weich werden, aber noch etwas Biss haben, sonst wird der Geschmack leicht seifig.
Die kleinen, zarten Blättchen, die ganz nah an der Knolle sitzen, sollten Sie beim Schälen nicht wegwerfen. Wenn Sie sie fein hacken und kurz vor dem Servieren in die Sauce geben, verfeinern sie nicht nur den Geschmack: Sie geben dem Gericht auch Inhaltsstoffe zurück, die beim Kochen verloren gegangen sind.

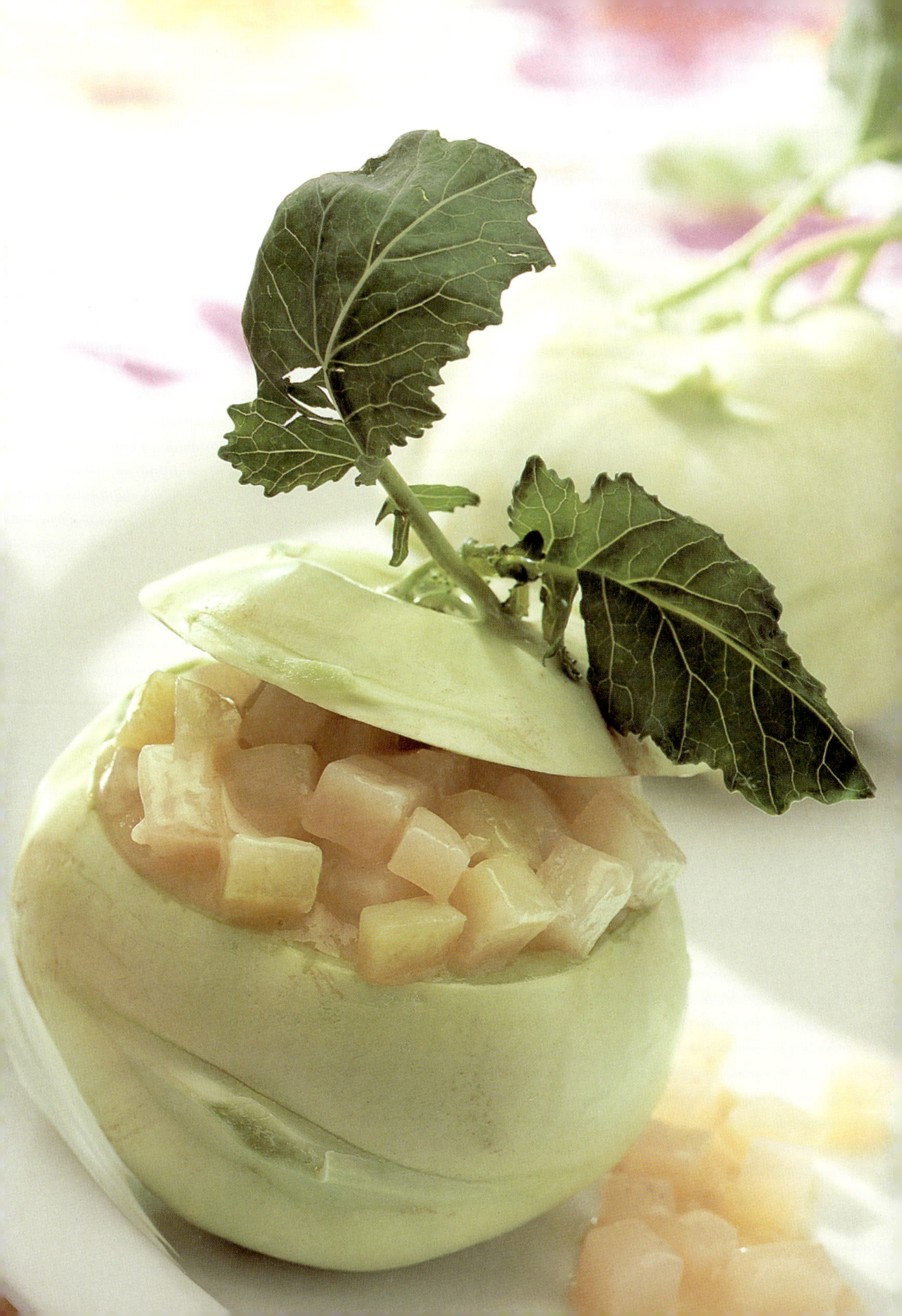

Rosenkohl-Speck-Torte

Für 4 Personen

400 ml Milch • 1 Päckchen Trockenhefe • 300 g Mehl
30 g weiche Margarine • 1 kg Rosenkohl • 3 Eier
50 g Frühstücksspeck, in kleine Würfel geschnitten
Salz, Pfeffer, frisch geriebene Muskatnuss

1 Geben Sie 150 ml erwärmte Milch in eine Tasse, und lösen Sie die Trockenhefe darin auf.

2 Vermengen Sie das Mehl, die Hefemilch, die weiche Margarine und Salz miteinander in einer Backschüssel, und decken Sie den Teig mit einem frischen Küchentuch ab.

3 Geben Sie den gewaschenen Rosenkohl in einen Topf mit leicht kochendem Wasser, dem Sie etwas Salz zugegeben haben. Nach 5 Minuten gießen Sie den Rosenkohl in ein Sieb und lassen ihn abtropfen.

4 Verquirlen Sie die Eier mit der restlichen Milch und den Gewürzen.

5 Nun holen Sie den Teig aus der Schüssel, kneten ihn gut durch, rollen ihn aus und legen damit eine Springform (24 cm Durchmesser) aus.

6 Verteilen Sie den Rosenkohl gleichmäßig auf dem Teig, streuen Sie die Speckwürfelchen darüber, und gießen Sie die Eiermilch dazu.

7 Die Rosenkohltorte in den mit 200° C vorgeheizten Ofen schieben und etwa 45 Minuten backen.

Unser Tipp

Die Röschen werden besonders gleichmäßig weich, wenn Sie sie nach dem Entfernen der äußeren dunklen Blätter zunächst vom Strunk ein Stückchen abschneiden und ihn kreuzweise einritzen.

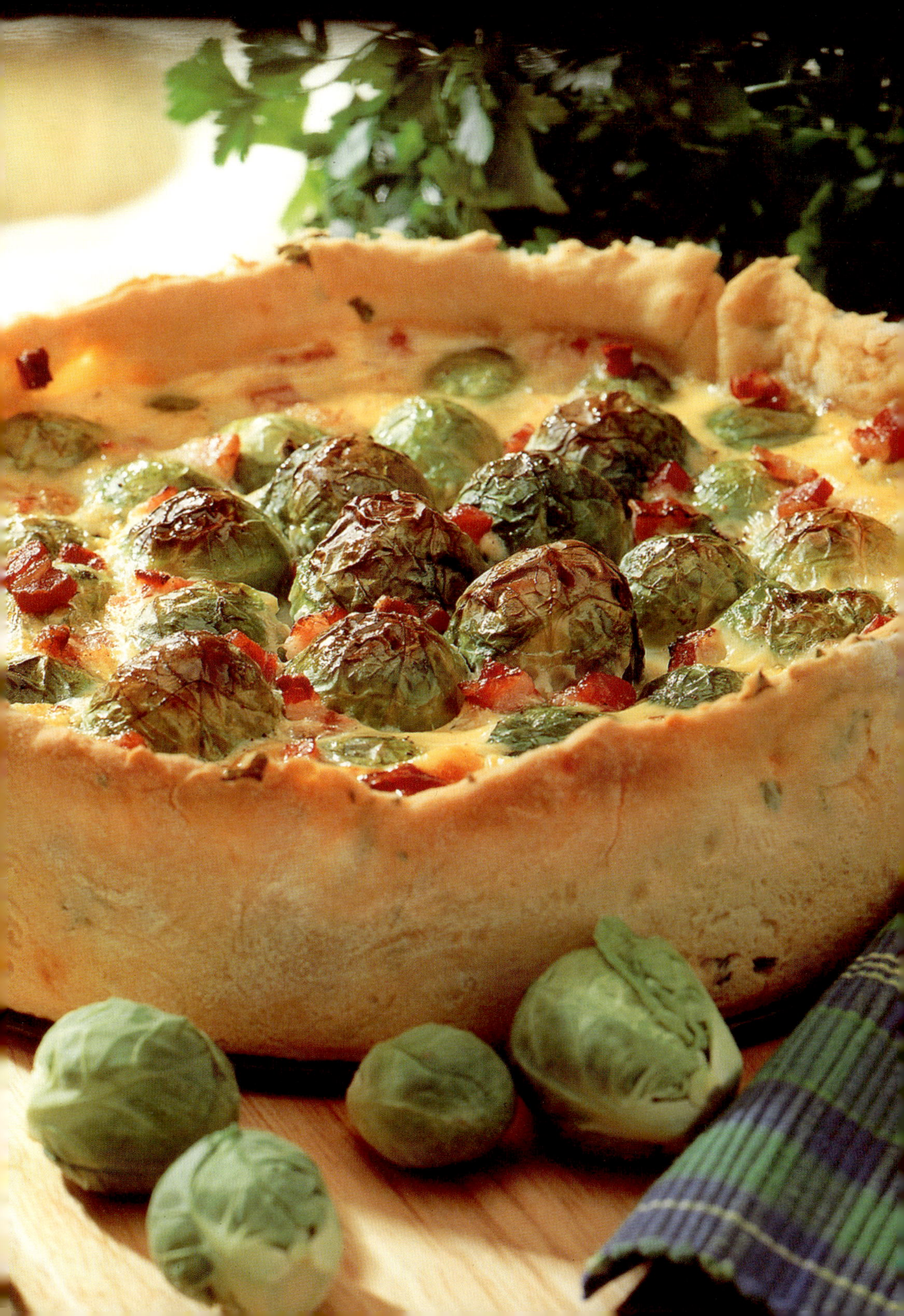

Wirsinggemüse

Für 4 Personen

2 Wirsing-Köpfe • 3 EL Butter • 250 g Schinkenspeck • ca. 4 EL Mehl
Salz, Pfeffer und frisch geriebene Muskatnuss

1 Putzen Sie den Wirsing, indem Sie die äußeren Blätter ablösen, den Kopf achteln und den Strunk herausschneiden. Waschen Sie den Wirsing, und schneiden Sie die Blätter in kleine Streifen.

2 Bedecken Sie den Boden eines Topfes mit Wasser, und geben Sie Salz dazu.

3 Dünsten Sie den Wirsing darin mindestens 15 Minuten, bis er weich ist.

4 Würzen Sie mit Pfeffer und Muskatnuss.

5 Schneiden Sie den Schinkenspeck in kleine Würfelchen.

6 Braten Sie in einem zweiten Topf die Butter und den Schinkenspeck an, geben Sie das Mehl hinzu, und rühren Sie sofort nach und nach so viel Wirsingwasser unter, bis eine dickflüssige Sauce entsteht.

7 In diese Sauce legen Sie den abgetropften Wirsing und schmecken eventuell noch einmal nach Geschmack ab.

Unser Tipp

So zubereitet ist Wirsing eine würzige Beilage zu Rinderbraten und anderen großen Braten wie Pute, Hase oder auch »falscher Hase«. Wenn Sie nicht auf Ihre Linie achten müssen, können Sie die Sauce mit etwas Sahne verfeinern. Sie hätten es gern noch etwas feiner? Dann experimentieren Sie doch beim Abschmecken einmal mit etwas Weißwein, einigen Tropfen Zitronensaft oder ganz wenig Curry! Die Möglichkeiten sind fast unbegrenzt.

Wirsingsalat

Für 4 Personen

1 kleiner Kopf Wirsing • 250 g Champignons • 3 Tomaten
Sherryessig, Kürbiskernöl, Kümmel • 1 Prise Salz

1 Putzen Sie die Pilze, und schneiden Sie sie in feine Blätter. Die Tomaten abwaschen, den Stielansatz entfernen und in kleine Würfel schneiden.

2 Waschen Sie den Wirsing, und schneiden Sie die Blätter in schmale Streifen.

3 Die Wirsingstreifen werden kurz blanchiert. Dazu Wasser mit 1 Prise Salz in einem großen Topf zum Sieden bringen. Die Streifen kurz hineingeben, wieder herausnehmen und unter kaltem Wasser in einem Sieb gründlich abbrausen.

4 Aus Sherryessig, Kürbiskernöl und einigen im Mörser zerdrückten Kümmelkörnchen ein Dressing herstellen.

5 Arrangieren Sie den Wirsing auf einem Salatteller, legen Sie die Champignonscheiben und Tomatenwürfel darüber, und würzen Sie den Salat mit dem Dressing.

Unser Tipp

Statt der Champignons können Sie auch geröstete Weißbrotwürfel verwenden. Übrigens schmeckt der Salat am besten, wenn Sie dazu einen Kopf zarten Sommerwirsing verwenden, der ab August angeboten wird.
Wirsingsalat ist eine nicht alltägliche Zutat zu einem großen Salatbüfett. Er passt aber auch wunderbar zu allen kurzgebratenen Fleischgerichten und zu gebratenem Fisch, und gerade im Sommer, wenn die Grillfeste locken, ist er eine frische, knackige Abwechslung zu den allgegenwärtigen Kartoffel- und Nudelsalaten. Kombinieren Sie ihn nach Lust und Laune mit anderen Salatgemüsen.

Blumenkohl-Wok

Für 4 Personen

300 g Hühnerleber • 200 g Krabben • 1 Kopf Blumenkohl
Pflanzenöl • Salz • Sojasauce • frischer Ingwer • Zucker
2 EL Sake, Sherry oder Portwein

7 Das Gemüse in kleine Röschen teilen, in einen Topf mit kochendem Wasser geben, aufkochen lassen. Die Röschen 3 bis 4 Minuten im sprudelnden Wasser kochen, dann in ein Sieb abgießen und anschließend sofort in bereitstehendes Eiswasser geben. Das Gemüse abgießen und bereit stellen.

2 Die Krabben auf einem Teller ausbreiten, salzen und mit etwas Öl beträufeln. Die Hühnerleber jeweils in 4 Stücke teilen und ebenfalls mit Sojasauce und Öl beträufeln.

3 Den Ingwer schälen und in kleinste Stückchen schneiden.

4 Wok oder Pfanne erhitzen, etwa 1 Esslöffel Öl hineingeben, und das Öl sehr heiß werden lassen. Zuerst den Ingwer im Öl kurz anbraten, dann wieder herausnehmen.

5 Die Krabben und die Hühnerleber im Öl von allen Seiten rasch anbraten – nicht länger als 2 Minuten!

6 Das Gemüse in die Pfanne geben, unterheben, mit zwei Prisen Zucker würzen und den Alkohol angießen. Alles einmal aufkochen und 1 Eßlöffel Sojasauce darüber geben. Das Gericht 2 Minuten weiterbraten. Dabei ständig wenden, damit nichts ansetzt.

Unser Tipp

Sehr gut schmeckt dieses Pfannengericht im chinesischen Stil auch mit Brokkoli. Sie brauchen dann statt des halben Kopfes Blumenkohl 350 g kochfertigen Brokkoli.

Überbackener Blumenkohl

Beilage für 4 Personen

1 großer Kopf Blumenkohl • 300 ml Schlagsahne • 1 ganzes Ei
200 g geriebener Käse • 2-3 Prisen Salz, frisch gemahlener Pfeffer
2 -3 Messerspitzen geriebener Muskat
1 TL Salz für das Waschwasser

1 Den Blumenkohl putzen und in mindestens acht etwa gleich große Röschen teilen. Die Röschen in einer Schüssel mit Wasser, dem Sie einen Teelöffel Salz beigegeben haben, waschen und anschließend gut abbrausen.

2 In einem großen Topf Wasser zum Sieden bringen, den Blumenkohl hineingeben, einmal aufkochen lassen und anschließend bei mittlerer Hitze garen.

3 In der Zwischenzeit aus den übrigen Zutaten eine gut gewürzte Eiermilch zubereiten.

4 Wenn der Blumenkohl gar ist, schichten Sie ihn in eine weite Auflaufform und übergießen ihn mit der Eiermilch. Dabei darauf achten, dass der Käse sich nicht auf dem Blumenkohl sammelt. Schieben Sie ihn mit einem Messer in die Eiermilch.

5 Den Auflauf im Ofen bei etwa 180° C eine Stunde lang überbacken.

Unser Tipp

Verwenden Sie einmal den orangegelbe Cheddar-Käse, der aus der gleichnamigen Schlucht in der englischen Grafschaft Somerset stammt, für die Eiermilch. Cheddar ist in Großbritannien die wichtigste Zutat für überbackenen Blumenkohl – er wird daher auch »Cauliflower cheese« genannt. Statt der Eiermilch können Sie auch eine Bechamelsauce, eine Sauce hollandaise oder eine Sauce bearnaise verwenden.

Sauerkrautsuppe

Für 4 Personen

Je ein 1 Stück vom Rind (z.B. Beinscheibe) und vom Schwein (z.B. Filet, Kotelett) sowie ein Stück Geräuchertes (Wammerl, Wurst)
1 große und eine kleine Dose gutes Sauerkraut • Sauerrahm
2 Lorbeerblätter • 12 Wacholderbeeren • Brühwürfel • Salz • Pfeffer

1 Einen großen und hohen Topf auf den Herd stellen. Die Platte auf kleinste Hitze schalten. Wenn der Topfboden heiß ist, das Rind- und das Schweinefleisch hineingeben und ganz sachte Farbe nehmen lassen.

2 Das geräucherte Stück Fleisch dazugeben. Mit zwei Litern Wasser aufgießen, die Hitze hinaufschalten und alles einmal aufkochen lassen. Den aufsteigenden Schaum abschöpfen.

3 Wenn das Wasser siedet, das Sauerkraut dazugeben, die Hitze herunterschalten und die Gewürze dazugeben.

4 Die Suppe mindestens zwei Stunden leise köcheln lassen.
Hin und wieder etwas Wasser nachfüllen und nachwürzen.

5 Wenn die Suppe fertig ist, das Fleisch herausnehmen, in kleine Portionen schneiden und ein wenig von jeder Fleischsorte in tiefe Teller geben.

6 Die Teller mit Suppe auffüllen.

Unser Tipp

Wer mag, teilt eine oder zwei Pellkartoffeln in mundgerechte Stücke und gibt sie ebenfalls mit in den Teller.
Noch besser schmeckt die Suppe natürlich, wenn Sie frisches Sauerkraut verwenden und statt des Brühwürfels frisches Suppengrün mitkochen lassen.
Die Suppe wird perfekt mit den Butterbroten, saurer Sahne und Senf.

Buttermilch-Kaninchen auf Trauben-Kraut

Für 4 Personen

2 l Buttermilch • 1 küchenfertiges Kaninchen oder Kaninchenteile
850 g Weinsauerkraut • 300 g weiße kernlose Trauben
150 g geräucherter Bauchspeck in Würfeln • 1/4 l lieblicher Weißwein
Salz, Pfeffer, 2 Lorbeerblätter, Wacholderbeeren

1 Das Kaninchen abwaschen, trocken tupfen, gut mit Salz und Pfeffer einreiben und in eine Schüssel geben. Mit der Buttermilch übergießen und mindestens 24 Stunden in den Kühlschrank stellen.

2 Das Kaninchen aus dem Kühlschrank nehmen, den Römertopf wässern und die Trauben halbieren.

3 Das Sauerkraut als Erstes in den Topf geben, die Trauben und den Bauchspeck verteilen und mit Wacholderbeeren und Lorbeerblättern würzen.

4 Etwa die Hälfte des Weins dazugießen, dann die Kaninchenteile aus der Buttermilch nehmen, abwaschen und aufs Kraut legen. Den restlichen Wein dazu geben und den Deckel schließen.

5 Den Römertopf in den kalten Backofen geben und das Gericht bei 200° C etwa 90 Minuten garen.

6 Den Deckel entfernen und das Kaninchen zuerst von der einen, dann von der anderen Seite anbräunen lassen. Dabei eventuell mit Salzwasser einreiben.

Unser Tipp

Wenn Sie keine Zeit haben, das Kaninchen in der Buttermilch zu marinieren, können Sie diesen Schritt weglassen. Zum Kaninchen schmecken Stampfkartoffeln oder Kartoffelbrei.

Über dieses Buch

Der Autor

Lars Hayden arbeitet als freier Journalist und Autor in München. Er hat zahlreiche Beiträge in Fachzeitschriften und Bücher verfasst. Seine Themenschwerpunkte sind Gesundheit und ganzheitliche Medizin.

Die Fotografin

Helga Florian ist ausgebildete Fotografin und hat sich auf die Bereiche Food, Werbung und Digitale Bildbearbeitung spezialisiert.

Haftungsausschluss

Die Inhalte dieses Buches sind sorgfältig recherchiert und erarbeitet worden. Dennoch kann weder die Autorin noch der Verlag für die Angaben in diesem Buch eine Haftung übernehmen.

Bildnachweis

Alle Fotos: Helga Florian, Weiden/München
Food-Stylist: Alexander Lutz
Außer: FOCUS Photo- und Presseagentur GmbH, Hamburg: 26 (Michler), 28 (SPL/Moulds), 29 (SPL/Pasieka); Getty Images Deutschland GmbH/Stone, München: 57 (Darell); PhotoAlto, Paris (Rozenbaum & Cirou): 50; PhotoDisc Deutschland GmbH, Hamburg: 72

Impressum

Weltbild Buchverlag
- Originalausgaben -

Projektleitung:
Dr. Ulrike Strerath-Bolz
Redaktion: agentur Z, München
Bildredaktion: Susanne Allende
Umschlaggestaltung und Innenlayout: X-design, München
Satz: Fischer's DTP-Studio, München
Reproduktion: Repro Mayr, Donauwörth
Druck und Bindung: Offizin Andersen Nexö – ein Betrieb der INTERDRUCK Graphischer Großbetrieb GmbH, Leipzig

Gedruckt auf chlorfrei gebleichtem Papier

Printed in Germany

ISBN 3-89604-354-4

Stichwortverzeichnis

(Kursiv gedruckte Einträge beziehen sich auf die Rezepte im hinteren Teil des Buches.)